AF474287

PHILOSOPHIE

mathématique et médicale

DE LA VACCINE

Paris. Imprimerie de PILLET fils aîné, rue des Grands-Augustins, 5.

PHILOSOPHIE

MATHÉMATIQUE ET MÉDICALE

DE

LA VACCINE

PAR

E. A. ANCELON

Docteur en médecine, médecin de l'hôpital de Dieuze,
membre de la Société de médecine de Nancy,
de la Société des sciences médicales de la Moselle, de la Société impériale
de médecine de Marseille
de l'Académie royale de médecine et de chirurgie de Turin, etc.

> Chassez le naturel il revient au galop.
>
> BOILEAU.

DEUXIÈME ÉDITION REVUE ET AUGMENTÉE

PARIS

MÉQUIGNON-MARVIS, LIBRAIRE

BOULEVARD SAINT-GERMAIN, 4

1859

1858

PRÉFACE

> L'Académie a-t-elle décrété
> Que pour être reçu docteur en médecine,
> Tout candidat devrait honorer la vaccine,
> En outrageant la vérité (1) ?
>
> ANONYME.

« Renonçant à fouiller l'antiquité (2), les Arabes et les modernes, nous ne ferons pas ici un cours d'histoire à l'effet de prouver ou de combattre l'existence de la variole chez les anciens ; négligeant les

(1) En 1847, tous les journaux scientifiques répétèrent le fait suivant, attesté devant l'Académie des sciences par M. Serres, médecin en chef de l'hôpital de la Pitié.

« En 1825, 25 vaccinés sont morts de petite vérole, sur 162 qui ont été traités pour cette maladie à l'hôpital de la Pitié. »

Hé bien ! Voici M. Bertin, de Colombey, qui vient, entre autres assertions de même valeur, dire en 1856, dans sa thèse inaugurale :

« En 1825, 2,115 habitants de Paris moururent de la petite vérole. *Un seul était vacciné* (p. 89). »

N'est-ce pas là une étrange *vérophobie?*

Règle générale, la vaccine et la vérité sont deux rivales *inconciliables*. Cet ouvrage en fournira de nombreux exemples. Tout vaccinophile est vérophobe :

AB UNO, DISCE OMNES.

(2) Extrait de la *France médicale*, 1857, n° 23.

parties descriptives et thérapeutiques de l'histoire de cette affection, nous ne nous arrêterons qu'à sa prophylaxie, sur le terrain de laquelle se livre, en ce moment, un combat terrible.

« Cette prophylaxie, nul ne l'ignore, repose tout entière sur le vaccin.

« Et d'abord, qu'est-ce que le vaccin ? — Les uns disent que c'est le produit d'une maladie des vaches ; les autres soutiennent que c'est le résultat d'une affection particulière au cheval ; ceux-ci fondent dans le même cadre la maladie des vaches et l'affection des chevaux ; ceux-là au contraire en font deux entités morbides, qui n'ont absolument rien de commun (1). — Que croire ? A quoi s'arrêter au milieu de cette confusion ? — Patience ! nous ne sommes qu'au début ; avant la fin nous aurons tout le temps de nous apitoyer sur notre perplexité. Cependant remarquons et admirons, en passant, l'imperturbable assurance avec laquelle, depuis soixante ans, les gouver-

(1) Si nous ne faisions pas serment, en entrant à l'école *vaccinométrique*, de nous abstenir de toute hypothèse hasardée, telle que l'obstruction des pores, l'empoisonnement, etc., etc., nous ne nous bornerions peut-être pas à faire remarquer ici, à titre de *coïncidence* plutôt que de *conséquence*, que les dartres de la *vache* et la morve du *cheval* ne se communiquaient pas à l'homme *avant* la pratique vaccinale. Nos devanciers, du moins, n'en ont jamais fait mention, comme l'a fait remarquer M. Rayer, pour la morve.

(E. A. A.)

nements et les corps savants de l'Europe imposent et patronnent une chose qu'ils ne peuvent définir.

« Poursuivons :

« La vaccine est-elle un préservatif assuré contre la variole ? — On le crut d'abord, et l'engouement vertigineux dont tout le monde fut saisi ne permit pas de ne pas le croire ; — c'était une illusion, — l'expérience ne tarda pas à déchirer le voile, et les observateurs constatèrent la variole chez les individus vaccinés. — On voulut contester la réalité de ces faits accusateurs ; ce fut en vain, on ne pouvait nier l'évidence.

« C'était l'abomination de la désolation ! Les gouvernements, tous les corps savants de l'Europe avaient préconisé la vaccine ; comment oseraient-ils se déjuger et reconnaître qu'ils s'étaient trompés ? — Chacun vint à leur secours : l'un assura que les varioleux vaccinés étaient les victimes d'une *fausse vaccine ;* l'autre prétendit que la variole des vaccinés n'était pas la vraie variole et que ce que l'on avait observé était une *varioloïde ;* celui-ci, éditant un roman physiologico-varioleux, inventa la *nouvelle réceptivité variolique*, contre laquelle il fallait une nouvelle dose de cowpox ; celui-là enfin, plus modeste dans ses explications, voulut que le vaccin de Jenner fût *fatigué* et demanda qu'on allât à la recherche d'un vaccin plus neuf.

« Cette dernière opinion plut par sa simplicité, et une foule de Christophe Colomb se mirent à la poursuite d'un nouveau cowpox. Fiard le trouva à Passy, sur une vache blonde, — le succès qu'eut cette vache blonde est incroyable ; — malheureusement le succès appelle la concurrence et bientôt, à côté de la vache de Passy, vinrent se placer la vache de Rambouillet, la vache de Versailles, la vache de Châtellerault, la vache de Livry, la vache d'Antony, etc. « L'Académie, dit M. Verdé-Delisle, dut se hâter de « déclarer *le vaccin définitivement retrouvé ;* autre- « ment toutes les vaches de France et d'Europe eus- « sent, je crois, présenté leur requête et offert leurs « services à M. Bousquet. »

« La vérité, dans toute cette histoire, est que le cowpox ne fut pas retrouvé du tout, que le vaccin de Jenner n'était pas fatigué et qu'on s'en servit, comme par le passé, à pratiquer la vaccine.

« Mais la variole des vaccinés, répétaient à tue-tête les opposants, qu'en fait-on? La peut-on mettre sous le boisseau? — Non, répondaient les partisans de Jenner. Passez-nous la varioloïde et nous vous concédons la nouvelle réceptivité variolique, pour laquelle il faudra se faire revacciner, tous les cinq ou dix ans.

« Cette trêve fut conclue ; au moment même où l'on travaillait à la transformer en véritable traité de paix, une bombe terrible éclata entre les deux camps et fut le signal de nouvelles et interminables hostilités.

« Ce fut M. Carnot, un officier d'artillerie, qui ouvrit le feu : « Lorsque Jenner inventa la vaccine, « dit-il, il dut croire que cette découverte serait un « immense bienfait pour l'humanité ; en voyant la « mortalité réduite d'un tiers dans les premières an- « nées de l'existence, peut-être espéra-t-il que la vie « moyenne allait suivre ce rapport renversé et, sous « cette bienfaisante influence, s'accroître presque de « moitié? — La Providence ne l'a pas voulu ! Elle n'a « pas même permis que la vieillesse stérile payât la « rançon ; *la mort prélève aujourd'hui, sur la jeunesse,* « *le tribut que la petite vérole imposait autrefois à* « *l'enfance.* — Tel a été, pour la France, le résultat « réel de la découverte de Jenner. »

« Cette accusation formidable se produisit en 1848 et inspira dès le début, il faut bien le dire, plus d'étonnement que d'effroi. On cria d'abord à l'absurde, on haussa les épaules et l'on passa. Mais M. Carnot répondit que les chiffres n'étaient pas une théorie et qu'il n'avait que des chiffres.

« La lutte s'engagea donc sur les chiffres et l'arithmétique fit tous les frais de ces nouveaux combats.

« M. Carnot, soutenu par MM. les docteurs Bayard

et Ancelon, continua bravement le feu qu'il avait ouvert.

« Dans le camp opposé, M. Bertillon se mit en tête de colonne et riposta de manière à mériter les applaudissements et les récompenses de *l'Académie de médecine*.

« Qui a tort ou raison? De quel côté sont le bon droit et la vérité? — Nous n'en savons rien. — Un instant, confiant dans l'immutabilité des chiffres, nous avons pu croire que la lumière se ferait à nos yeux; mais il paraît que la statistique est comme le clavecin, qui se prête à toutes les gammes, à toutes les intonations.

« Au milieu des affirmations, des dénégations, de l'amas de chiffres derrière lesquels s'abrite chaque adversaire, il est bien difficile à un spectateur impartial de se former une opinion. Il n'a que deux partis à prendre : ou remonter lui-même aux documents fournis et s'assurer *de visu* où se trouve la vérité, ou se tenir dans une prudente réserve et attendre du temps la lumière qui lui fait défaut aujourd'hui.

« Le premier moyen est de beaucoup le meilleur; mais il n'est pas, malheureusement, à la portée de tout le monde : aux uns les documents font défaut, aux autres le temps manque, et pour beaucoup ces deux obstacles sont réunis.

« Félix Roubaud. »

Aux attaques inciviles dont M. Bertillon s'avisa, en 1855, de remplir les journaux, M. Carnot ne jugea pas convenable de répondre sur le même ton. Il se borna à nous adresser la lettre suivante, nous autorisant à la publier lorsque nous le croirions opportun. C'est ce que nous faisons dans cette préface, afin de n'avoir, dans le cours de l'ouvrage, à parler que *le moins possible* de ceux qu'elle concerne.

LETTRE DE M. CARNOT

« Monsieur le docteur,

« Vous désirez savoir pourquoi je n'ai pas jugé digne d'une réponse le travail de M. Bertillon ; je vais vous le dire :

« Pour alliés, comme pour adversaires, je n'accepte que des hommes d'un jugement droit, d'une instruction solide et d'une loyauté non équivoque. Or puis-je, en bonne conscience, considérer le médecin de Montmorency comme remplissant *à la fois* ces trois conditions ? Je ne le pense pas et voici mes raisons, que je vous laisse le soin d'apprécier :

« 1° J'ai assimilé, dans ma première proposition bien connue, la mortalité des *soldats* du dix-huitième siècle à celle des *tontiniers* du même âge, et l'ai en conséquence évaluée à 1 pour 100 de l'effectif, par année.

« M. Bertillon, laissant de côté mes ouvrages, qu'il n'a pas lus sans doute, s'est borné à combattre cette assimilation par *des phrases !...*

« M. Bertin a suivi son exemple dans sa thèse du 29 janvier 1856, à laquelle j'emprunte, l'ayant en ce moment sous les yeux, l'argument *unique* des avocats du vaccin, dans une question de *faits et de chiffres.*

« Il est inutile, je crois, dit M. Bertin, de faire « longuement ressortir combien sont *différentes* la « manière de vivre, les habitudes, l'hygiène de ces « jeunes gens. » (P. 71).

« En réponse à cette phraséologie, je me suis borné à démontrer, *chiffres sur table,* que, nonobstant ces *différences,* la mortalité des *soldats* était *égale* à celle des *tontiniers* de 18 à 30 ans, et même *moindre !* — Voyez à ce sujet, l'*Union médicale* du 8 décembre 1855 et le *Journal des connaissances médicales* du 30 novembre 1856. — Que reste-t-il donc de l'objection *unique?* — *Verba et voces, etc.!*

« Passons maintenant aux chiffres mêmes de M. Bertillon :

« 2° M. Bertillon présente au public un relevé mortuaire de la France, nullement authentique, nullement officiel, sans aucune autre garantie de son exactitude *très*-problématique, que sa propre responsabilité. Elle serait suffisante sans doute pour la présentation d'un étranger dans quelque salon de

Montmorency ; mais en statistique on a le droit et le devoir de se montrer infiniment plus difficile pour l'admission de l'inconnu ! — Passons, en y jetant un coup d'œil rapide.

« 3° M. Bertillon prétend qu'en France la chance de mort, *à tout âge* (*sic*), était moindre, de 1840 à 1849, que dans le cours du dix-huitième siècle ; voici cependant des chiffres authentiques qu'un statisticien devrait connaître et comprendre !...

Décès en France, morts-nés compris.

Pour 100 naissances (1).

De 1770 à 1779	85
De 1840 à 1849	89

« Bien évidemment, la *diminution* des décès, dans cet intervalle de 70 ans, n'a pu avoir lieu *à tout âge !*

« *Qui veut trop prouver ne prouve rien.*

« Passons !

« 4° De 1840 à 1849, on a compté en France :

En moyenne { 970,086 naissances viables.
831,375 décès correspondants.

« Or, si l'on voulait ajouter foi à *la mortuaire* mise au jour par M. Bertillon (*édition* de 1857, p. 69), ces décès seraient ainsi subdivisés :

0,545 avant 40 ans, soit	453,266
0,455 après 40 ans, soit	378,109
Total	831,375

(1) Charles Dupin, *Comptes rendus*, 5 juin 1848.

« Admettons-le, comme on admet en géométrie une *hypothèse,* pour en faire mieux ressortir le vice en la poussant à ses dernières limites !... Cela posé :

De 1814 à 1816 il est né, en moyenne....	972,000 enfants.
De 1834 à 1836 il en restait à 20 ans 1/2. .	630,000 (1).
De 1854 à 1856 il en restait à 40 ans.....	441,000 (2).

« Donc, à moins de regarder la table II de l'*Annuaire du bureau des longitudes* comme *absurde,* il nous faut admettre que, de la naissance à l'âge de quarante ans,

Le chiffre moyen des décès a été.......	531,000
M. Bertillon, de son côté, pose........	453,000
Différence............	78,000

C'est 52 fois plus que l'erreur *admissible !...*

« Donc en définitive, un *barbarisme* statistique a été fait, soit par le médecin de Montmorency, soit par le savant astronome de l'observatoire qui, depuis environ trente ans, rédige l'ANNUAIRE !...

« Je vous laisse à désigner le coupable.

« Passons.

« 5° Du 1er janvier 1814 au 1er janvier 1834, et de celui-ci au 1er janvier 1854, on a enregistré en France, en moyenne annuelle, 968,000 naissances.

« Du 1er janvier 1834 au 1er janvier 1854 on a appelé au tirage, en moyenne annuelle, 305,000 *con-*

(1) Tableaux du recrutement (classes de 1834, 1835 et 1836).

(2) Annuaires de 1854, 1855 et 1856.

scrits, ce qui correspond à 610,000 *vivants* de 20 à 21 ans.

« L'état normal régulier de la France, de 1834 à 1853, est donc :

Naissances.	968,000
Vivants à 20 ans 1/2.	610,000
Morts de 0 à 20 ans 1/2.	358,000

« Sur ce *dernier* chiffre, il ne peut s'élever évidemment aucun doute sérieux. MM. Mathieu, Charles Dupin, etc., ne varient pas, sur ce point, de $\frac{1}{358}$!...

« Donc, de 1840 à 1849, on peut affirmer, sans crainte d'erreur, que le nombre des décès, entre 0 et 20 ans, a été 356,000 (comme l'admet M. Mathieu à la table II de l'Annuaire) *à* 1,000 *près*, en plus ou en moins.

« Or, si l'on voulait s'en rapporter à *la mortuaire* mise au jour par M. Bertillon (*loc. cit.*, 4°), sur les 831,375 décès généraux de cette époque, il s'en trouverait, de 0 à 20 ans, 339,000 seulement !... La différence est de 17,000 en moins ; ce qui est bien évidemment *dix-sept fois trop*.

« Passons.

« 6° Sur 17,794,959 individus, composant la population mâle de la France, il s'est trouvé 9,843,076 électeurs *inscrits* nominativement, en vertu du suffrage universel (*Moniteur* du 2 décembre 1852). Or, d'après les statistiques criminelles, le nombre des majeurs privés de leurs droits électoraux est environ le *centième* du nombre des électeurs *inscrits*. Donc le nombre des *majeurs* mâles s'élevait, en 1851, à 9,941,507, et en portant leur chiffre *à dix millions*, on est certain d'être plutôt *au-dessus* qu'au-dessous de la réalité.

« C'est ainsi qu'en ont jugé les savants rédacteurs de l'*Annuaire du bureau des longitudes ;* ils n'ont pas hésité, en 1853, à rendre un éclatant hommage à la vérité, en réduisant *à vingt millions* le chiffre de la population majeure des deux sexes, qu'ils avaient évaluée à *vingt-trois millions* dans l'*Annuaire* de 1849 !...

« M. Bertillon n'a pas trouvé cet exemple d'abnégation bon à imiter ; car la table *empirique* qu'il a mise au jour, en 1855, porte la population majeure de la France à *vingt-deux millions* d'habitants. Comme l'a dit un poëte :

Deux millions de mineurs ont vieilli sous sa plume !

« Passons.

« 7° M. Bertillon subdivise la population française, comme vous allez le voir tout à l'heure, et en présence de la subdivision analogue donnée par M. Mathieu, dans l'*Annuaire*, de celle bien plus digne de confiance encore fournie par M. Legoyt (1), chef du bureau

(1) La table de M. Legoyt (*Dictionnaire d'économie politique*, p. 407) est la seule qui soit d'accord avec les résultats fournis par

de statistique, il ne craint pas cependant d'imprimer que les documents qu'il met au jour « *sont les plus* « *solides que la statistique possède et ont obtenu l'ap-* « *probation des hommes les plus compétents.* » Vous allez en juger!..

Population par âge sur 1,000 habitants.

Avant l'âge de 40 ans.

D'après M. Bertillon.	667
D'après M. Mathieu.	695
D'après M. Legoyt.	732

Après l'âge de 40 ans.

D'après M. Bertillon.	333
D'après M. Mathieu.	305
D'après M. Legoyt.	268

« Devant cette approbation d'un nouveau genre, passons!

« 8° Lorsque M. Bertillon s'est vu forcé de descendre des régions *hypothétiques* où il se complaisait sur le terrain solide *des faits*, il a immédiatement procédé par des chiffres *notoirement faux*, comptant peut-être sur l'ignorance des médecins, à l'endroit de la statistique humaine; mais mal lui en a pris!

« Dans l'*Union médicale* du 19 janvier 1856,

le suffrage *universel* en France, depuis 1848. Cette table est la *moyenne générale* des recensements par âge faits de 1841 à 1851, dans huit Etats de l'Europe, savoir : Angleterre, France, Belgique, Danemark, Prusse, Styrie, Saxe et Piémont.

M. Bayard a, d'un coup droit, frappé au cœur et percé à jour la *méthode* de son adversaire et a démontré clairement et en peu de mots, que ce médecin n'avait pas jugé opportune à sa cause la belle devise de Jean-Jacques :

Vitam impedere vero.

« Sur ce, M. A. Latour a jugé, lui, très-opportun de clore en hâte la discussion qu'il avait *provoquée,* en affirmant que M. Bertillon était *très-fort* (*sic*).

« M. Dechambre a recueilli alors l'avocat délaissé du vaccin et lui a ouvert les colonnes de sa *Gazette hebdomadaire*, jusqu'au jour où, reconnaissant sans doute lui-même que la *méthode* employée par M. Bertillon ressemblait trop à celle de Basile, il l'a éconduit, en lui donnant pour consolation un brevet d'*habileté* (*sic*).

« Que M. Bertillon soit *très-fort* et *très-habile,* n'importe sur quoi, ce n'est pas mon affaire ; mais que, dans un rapport fait à l'Académie de médecine, M. Bousquet ait accolé l'adjectif *consciencieux* au travail du médecin de Montmorency, voilà ce que je ne puis tolérer passivement (1) ! Dès lors le silence

(1) Il est survenu, à ce qu'il paraît, une étrange disgrâce à M. Bertillon. Sur les premiers exemplaires vendus de son ouvrage, on lit : *Lauréat de l'Académie de médecine* (sic) ; sur les suivants, *plus rien ! !* Le lauréat a perdu sa couronne; triste retour des choses d'ici-bas ! (E. A. A.)

que j'ai gardé jusqu'à présent est facile à comprendre ; il est facile de comprendre également pourquoi je le romps aujourd'hui.

« Agréez, etc.

« CARNOT. »

POST SCRIPTUM

L'homme naît pour mourir, telle est la loi divine.

Toutefois la chance de mort à un âge donné varie, dans le même pays, d'une province à une autre. Cette chance dépend, en premier lieu, de l'influence des agents naturels ; en second lieu, des coutumes et de l'alimentation des diverses classes qui habitent ces provinces.

Cela posé, il est évident que *le rapport* entre la mortalité par âge de deux départements doit rester *constant*, à un demi-siècle d'intervalle, si, dans le cours de ce demi-siècle, les coutumes et l'alimentation des habitants sont restées dans *le même* rapport.

Or, de 1800 à 1850, la France et sa capitale n'ont pas vu changer d'une manière très-sensible leur situation hygiénique *réciproque*. La centralisation administrative est aujourd'hui la même que sous le consulat. Le luxe, la misère, sa compagne inséparable, ont grandi *partout* dans les mêmes proportions. Si l'alimentation des classes pauvres est aujourd'hui moins bonne à Paris qu'au dix-huitième siècle, il en est malheureusement de même par toute la France, car le prix des denrées de première nécessité a augmenté *partout*. Si la valeur locative des maisons s'est accrue à Paris, celle des domaines ruraux a augmenté en France, en proportion de l'accroissement des impôts, qui a été partout le même. Si à

Paris le rapport des naissances naturelles aux naissances légitimes était au dix-huitième siècle de un sur deux, il est encore *le même* aujourd'hui ; et comme les départements ont, de tout temps, fourni à la capitale le plus grand nombre de ses *filles mères*, il est évident que l'immoralité n'a pas progressé en France depuis un demi-siècle, quoi qu'en disent quelques moralistes chagrins, qui ne savent pas l'arithmétique !...

Enfin en France, comme dans sa capitale, les *deux tiers* des nouveaux-nés ont été *vaccinés*, mais avec cette *seule* différence, que la propagation du prétendu spécifique y a été *plus tardive* d'environ 10 ans. Il en résulte que si l'influence du vaccin s'étend aujourd'hui jusqu'à l'âge de 55 à 60 ans à Paris, elle ne dépasse pas, dans les campagnes, celui de 45 à 50 ans. C'est donc *seulement* entre la naissance et l'âge de 40 ans qu'il convient d'étudier cette influence; car ce n'est que dans cette période de la vie humaine qu'elle peut se faire sentir *partout* aujourd'hui, *avec une égale intensité*.

Cela posé et bien compris, il est incontestable que sur 1,000 décès, morts-nés à part, on en a compté à Paris, de 1840 à 1847, 634 avant l'âge de 40 ans et qu'il en était absolument *de même* au dix-huitième siècle (Buffon et Annuaires). Donc, en France, on doit aussi en compter aujourd'hui, avant l'âge de 40 ans, *le même nombre* qu'au dix-huitième siècle !

Or, sur 1,000 décès généraux, on en comptait alors :

Selon Deparcieux.	608 (1)
Selon Duvillard.	631
D'après le relevé mortuaire de l'an X. . .	620

Ce chiffre *authentique*, moyen entre ceux qui le précèdent,

(1) Pour comparer Deparcieux à Duvillard, il faut tenir compte du *rapport* des décès aux naissances, parce que le premier rap-

me paraît le plus digne de foi; car il est reconnu, depuis très-longtemps, que Deparcieux indique une mortalité *trop lente* et Duvillard une mortalité *trop rapide !* (ANNUAIRES.)

J'évalue en conséquence à 62 pour 100 le rapport *actuel* des morts *avant* 40 ans aux décès *généraux* de la France ; — en cela, beaucoup moins pessimiste que la table II de l'*Annuaire du bureau des longitudes*, qui le fixe à 65 pour 100!...

Mais que dire du médecin optimiste de Montmorency, qui *réduit* ce rapport à 54 1/2 pour 100, c'est-à-dire aux *neuf dixièmes* de celui, déjà trop faible, donné par Deparcieux?... RISUM TENEATIS !

Il faut être aveugle-né ou membre d'une académie devenue aveugle sur ses vieux jours, pour ne pas reconnaître que la table de l'Annuaire du bureau des longitudes, tant de fois citée dans ma lettre, est la condamnation positive des assertions hasardées de MM. Andral, Bousquet, Rayer, Velpeau et autres admirateurs du vaccinophile de Montmorency!...

Cette petite table, répandue à profusion depuis six ans et continuant à se répandre, finira par être comprise de tout le monde et, ce jour là, toute l'éloquence des médecins académiques sera dépensée en pure perte!...

Que dis-je, en effet, qui ne soit dit et redit par M. Mathieu, avec bien plus de force ? Qu'on en juge!...

Dans la dernière période de 15 ans (1841-1855), le mouve-

porte aux *naissances* les décès *partiels*, tandis que le second les rapporte au contraire au *total des morts*.

Or, de 1770 à 1784, on compte, morts-nés à part, 1,000 décès pour 1,178 naissances; et, sur 1,178 naissances, Deparcieux et Fourier signalent 608 morts avant l'âge de 40 ans. — C'est pour n'avoir pas fait cette *distinction* que sir Francis d'Invernois a *injustement* attaqué Duvillard. Voir, à ce sujet, la loi de survivance de Deparcieux, complétée par Fourier, à la page 69 de cet ouvrage. (H. C.)

ment annuel moyen donne 841,751 décès ordinaires et 961,113 naissances. Il y a, de plus, 32,360 morts-nés. Or :

1° Sur les 841,751 décès, j'en compte 524,000 avant 40 ans, soit 62 pour 100.

Hé bien! M. Mathieu ne nous apprend-il pas que, de 1854 à 1856, il n'y avait en France que 441,000 habitants de 40 ans, *reste* des 972,000 nouveaux-nés de 1814 à 1816? Il en était donc mort 531,000 avant d'arriver à l'âge de 40 ans. — C'est 7,000 *de plus* que je n'en compte!...

2° De 611,000 habitants de 20 ans et demi, je compte qu'il en est mort 161,700, avant d'atteindre l'âge de 40 ans.

Hé bien! si, de 611,000, on retranche 441,000 habitants de 40 ans, n'est-il pas clair que, *d'après la table*, 170,000 sont morts dans l'intervalle? — C'est 8,300 *de plus* que je n'en compte!...

Donc, si je ne m'accorde pas avec M. Mathieu, c'est parce que, je suis *au-dessous* de la vérité qu'il annonce!

SUBDIVISION PAR AGE DE DÉCÈS, DE 1841 A 1855.

Avant 20 ans 1/2.	362,300
De 20 ans 1/2 à 30 ans.	84,600
De 30 ans à 40 ans.	77,100
De 40 ans à 60 ans.	100,100
Après l'âge de 60 ans.	217,651
Total des décès moyens	841,751

Telle est la subdivision que j'ai adoptée, parce que les naissances moyennes de 1820 à 1835, qui correspondent aux *classes* de 1841 à 1855, s'élèvent à 973,300.

NOTE IMPORTANTE RELATIVE A LA TABLE II DE L'ANNUAIRE DU BUREAU DES LONGITUDES.

« La table II — dit son savant auteur — se rapporte à 34,860,387 habitants, population correspondante aux éléments moyens qui ont servi de base au calcul. Ces éléments sont les *électeurs*, les *conscrits*, les *décès* et les *naissances*. » (Extrait abrégé.)

Tous ces éléments étant d'origine française, il est clair que la population *calculée* ne contient que des Français. C'est, en un mot, la population *indigène !*...

C'est aussi à cette population indigène que se rapporte évidemment l'*accroissement* qui résulte de l'excédant des naissances sur les décès et qui est inscrit dans l'Annuaire.

Cela posé et bien compris, voir le tome II de la STATISTIQUE GÉNÉRALE, page 141.

1° Au milieu de 1851, la population indigène était.	35,388,814
2° L'accroissement de 1846 à 1851 (*milieux*) avait été.	525,139
Donc la population indigène, au milieu de 1846, était	34,863,675

Ce chiffre est celui de l'Annuaire à 0,00009 près!

CONCLUSION.

La table II de l'annuaire est relative à la population *indigène* de la France, vers le milieu de l'an 1846, ou ce qui, *par le fait*, revient au même, dans la période de 15 ans qui commence en 1841 et finit en 1856.

H. CARNOT.

L'AUTEUR AU LECTEUR

Notre tour est venu de prendre la parole.

A cette question de la *France médicale* :

« De quel côté est la vérité ? »

L'ouvrage suivant répondra ; mais déjà le lecteur sait de quel côté *elle n'est pas*. C'est quelque chose !

Laissez là M. Bertillon, qui n'a fait probablement que prêter son nom à de plus timorés, vient-on nous dire ; adressez-vous à ses maîtres. — Soit !

Nous dirons donc dès à présent, — parce que ces faits ont été démontrés par le *Journal des connaissances médicales* et n'ont pas été contestés ; — nous dirons, sans hésiter :

1° La vérité *n'était pas* avec M. Charles Dupin lorsque, le 4 décembre 1848, il a dit à l'Académie des sciences :

« Avant la vaccine, 1,000 naissances produisaient 502 survivants de 20 ans. »

En effet, il est de notoriété publique qu'elles en produisaient *au moins* 592, soit $\frac{2}{11}$ DE PLUS !...

(Voir le journal cité, 20 mai 1858.)

2° La vérité *n'était pas* avec M. Andral lorsque, le 8 février 1858, il a dit à l'Académie des sciences :

« L'augmentation de la mortalité en France n'a porté « *que sur le sexe masculin.* »

En effet, il est de notoriété publique qu'elle a porté *sur les deux sexes*, également et simultanément !

(Voir le journal cité, 20 mars 1858.)

3° La vérité *n'était pas* avec M. Bousquet lorsque, dans son rapport *officiel* sur les vaccinations de 1847, fait en 1849, il a écrit et dit :

« *Tous les vaccinés* triomphent des coups de la *variole.* »

En effet, il est de notoriété publique qu'à l'hôpital de la Pitié, en 1825, ainsi qu'à celui du Gros-Caillou, en 1838, 155 sur 1,000 ont *succombé.*

(Voir le journal cité, 20 juillet 1855.)

Cherchons donc maintenant la vérité ; mais que ce soit à des sources plus sûres et moins trompeuses.

E. A. ANCELON.

INTRODUCTION

UNE CRÉATION DE LOUIS XVIII

SIMPLE HISTOIRE

> Souvent la peur d'un mal nous conduit dans un pire.
>
> LAFONTAINE.

Dans les premiers mois de l'an 1803, au moment où le comité central signait le rapport définitif qui devait rendre la vaccine obligatoire, le Premier Consul, avec cette prescience qui est l'apanage du génie, voulut, en faisant entrer la France dans une voie nouvelle, laisser sur l'ancienne voie un monument qui pût indiquer aux générations à venir le degré de reconnaissance que méritait la découverte de Jenner.

Le comité central avait dit : « La multiplicité des observations supplée, en médecine, au temps qui doit nous instruire. » Mais cette maxime, entièrement neuve, ne pouvait satisfaire l'esprit logique du grand homme.

La France était en paix avec l'Europe. Des hommes distingués étaient placés au sommet des administrations départementales. Le Premier Consul ordonna le relevé général des décès de l'an x, avec la distinction *des âges* des décédés. Il fut ponctuellement obéi et le tableau qui renfermait ces documents authentiques fut inséré au *Moniteur officiel* de l'an xii. En 1813, Fodéré le reproduisit au premier volume de sa MÉDECINE LÉGALE. C'est le *premier document authentique* connu sur la mortalité de la France. Avant cette époque, on ne possédait que les chiffres *éparpillés* et peu dignes de confiance publiés par Moheau, Messance et Duvillard (1).

Le total des décès, morts-nés à part, montait à 875,490; les jeunes gens de 20 à 30 ans y figuguraient pour 44,280; soit 5,06 pour 100.

La mortalité de la jeunesse française n'avait donc pas encore augmenté en 1802 et les résultats donnés par Buffon, pour Paris, ne s'éloignaient que très-peu

(1) Ce sont ces chiffres *très-problématiques* que M. Bertillon emploie cependant pour la défense de la vaccine. Il va plus loin : il nie l'existence des chiffres *authentiques* publiés au *Moniteur !* Le *Journal des connaissances médicales* du 28 février 1857 renferme, à ce sujet, un article très-instructif, dans lequel, avec une excessive modération, il signale les erreurs volontaires ou involontaires des partisans de Jenner. Nous le recommandons spécialement à l'attention de nos lecteurs, regrettant de ne pouvoir le reproduire ici.

de ceux que présentait la France, sur l'ensemble de ses 108 départements.

On est instamment prié de ne pas perdre de vue cette importante conclusion (1).

Plus tard, de 1818 à 1822, les Annuaires successifs du bureau des longitudes, reproduisant les relevés mortuaires de Paris, signalèrent, à ne pouvoir s'y méprendre, le prodigieux et rapide accroissement du rapport entre les décès de 20 à 30 ans et la mortalité générale de cette ville. Au lieu d'être de 5,25 pour 100, comme au dix-huitième siècle, ce rapport s'était élevé :

à 7,33	pour 100	dans l'année	1816
à 8,80	— —	—	1817
à 9,28	— —	—	1818
à 10,61	— —	—	1819

ayant dès lors *plus que doublé!*

Il y avait là, certes, pour un Roi intelligent, un grave motif d'inquiétude. Louis XVIII s'alarma et

(1) RÉPARTITION SOMMAIRE COMPARÉE DE 1,000 DÉCÈS.

Pays comparés.	0 à 20 ans.	20 à 50 ans.	après 50 ans.
PARIS, 1767 (Buffon).....	515	192	293
FRANCE, an X (*Moniteur*)...	511	187	302

La loi de *mortalité*, du moins dans la première moitié de la vie, est peu différente en France et à Paris, comme on le voit ; mais la loi de *survivance* y diffère beaucoup au contraire puisque, pour un nombre *égal* de naissances, le nombre des décès généraux est plus fort d'*un septième* à Paris qu'en France.

créa immédiatement, au mois de décembre 1820, l'Académie royale de médecine.

Il lui donna pour mission spéciale, dans le préambule de son ordonnance, le *perfectionnement de l'art de guérir et la suppression des abus qui l'entravent.* Ce sont ses expressions.

Pour juger de quelle manière furent remplis les vœux du Roi, il suffit de suivre, par période décennale, la marche du rapport entre la mortalité de la jeunesse et la mortalité totale. Or, on vient de le dire :

En 1819, ce rapport était.			10,61	pour	100
De 1820 à 1829, il s'élève à.			10,88	—	—
De 1830 à 1839,	—	à.	12,10	—	—
De 1840 à 1849,	—	à.	13,40	—	—
En 1838,	—	à.	14,08	—	—
En 1842,	—	à.	14,20	—	—
En 1849,	—	à.	14,53	—	—
En 1855,	—	à.	14,83	—	—

(Annuaires du bureau des longitudes, de 1822 à 1857).

Qu'a donc fait l'Académie? Que devait-elle faire?

Elle ne pouvait ignorer les faits antérieurs à sa création. Elle ne les ignorait pas; car, à cette époque, elle couvrait de sa haute approbation un ouvrage de M. le docteur Lachaise, intitulé *Topographie médicale de Paris*, où se trouve cette phrase remarquable, page 221 :

« Si maintenant nous passons à l'examen des quatre dernières années du troisième septénaire et des quatre premières du quatrième (18 à 25 ans), nous ne tarderons pas à trouver *exagéré* le degré de certitude qu'ont *jusqu'ici* supposé, pour la vie de l'homme une fois entré dans l'âge viril, *tous* ceux qui se sont occupés des probabilités de la vie humaine. »

L'Académie ne devait-elle pas s'empresser de vérifier si la contradiction signalée par M. Lachaise, entre les relevés mortuaires de Paris au dix-huitième et au dix-neuvième siècle, provenait d'erreurs commises par Deparcieux, Dupré de Saint-Maur et Buffon, ou s'il fallait y reconnaître un accroissement réel de la mortalité juvénile? N'était-ce pas là, pour elle, un devoir?

Ouvrant alors les Annuaires du bureau des longitudes depuis 1815, elle eût reconnu sans peine que sur 6,298 décès féminins *au-dessus* de l'âge de 15 ans, enregistrés en 1813, 541 avaient eu lieu entre 15 et 25 ans, soit *sur mille*, 86; qu'en 1814, cette proportion s'élevait à 91; et qu'augmentant rapidement d'année en année, elle atteignait, dès 1819, cinq ans après, le chiffre 139, la mortalité de cet âge s'étant accrue, en définitive, de 10 pour 100 *par an*, dans ce court intervalle de temps!

Dans ce seul fait, n'y avait-il pas matière à de profondes méditations, à de nouvelles recherches et à des doutes très-sérieux, pour des hommes qui eussent été moins enivrés de vaccin que MM. de l'Académie ?

Que fit-elle au contraire ?

Jugeant qu'on avait jusqu'alors vacciné *trop peu*, elle imprima une nouvelle et vigoureuse impulsion à cette pratique et employa tous ses efforts, tous ceux de l'administration, à la propager jusqu'aux extrémités de la France, jusque dans les moindres chaumières. Le peuple de Paris avait senti refroidir son zèle en 1814, en voyant la petite vérole apparaître sur les vaccinés de 1800 et les emporter sans miséricorde. Ses instincts primitifs de répulsion avaient repris le dessus, en voyant les fièvres de mauvais caractère doubler, en même temps que l'épidémie variolique sévissait avec une rigueur dont on avait perdu l'habitude ! Tous les moyens semblèrent licites pour réchauffer l'ardeur qui s'éteignait : primes aux vaccinateurs, primes aux vaccinés, refus d'instruction, refus d'asile, refus d'aumône aux malheureux qui ne voulaient pas se laisser séduire par les protestations des adeptes et qui préféraient s'en remettre, pour la conservation de leurs enfants, au Dieu qui les avait fait naître !

Le zèle de l'Académie porta quelques fruits ; puis vint l'épidémie variolique de 1825, si funeste aux vaccinés de Paris. La population fut consternée, surtout la population ouvrière, et le nombre des enfants soumis à la pratique jennérienne dépassa rarement, depuis lors, le tiers des naissances de la ville. Ces cinq ans de vaccination réchauffée (1821 à 1825) présentèrent, *une vingtaine d'années après*, un résultat remarquable qu'il est urgent de signaler.

De 1838 à 1842, le rapport de la mortalité juvénile à la mortalité totale fut de 13,69 pour 100, ayant ainsi augmenté de *trois dixièmes* depuis la création de l'Académie !

Et cependant, lorsque furent signalés par M. Carnot ces chiffres et ces faits authentiques, l'Académie de médecine, protestant contre ce qu'elle avait elle-même reconnu vingt-huit ans auparavant, n'hésita pas à les nier, dans un rapport officiel au ministre sur les vaccinations de 1848 !

« Gardons-nous de croire, est-il dit dans ce rapport, que sous le règne de la vaccine, le nœud de la vie soit plus facile à dénouer dans la jeunesse qu'auparavant. »

L'Académie croit-elle donc son existence tellement attachée à la réputation de Jenner que tous les moyens lui semblent bons pour retarder de quelques années la chute infaillible de l'empirique anglais? Les défenseurs de la vaccine, niant des faits incontestables, ne ressemblent-ils pas à nos jeunes avocats d'office, réduits à protester, avec de grands éclats de voix, contre les preuves évidentes accumulées par les juges d'instruction? Tout le verbiage de ces défenseurs officieux a-t-il sauvé jamais un seul de leurs tristes clients? Mon Dieu, non! *sunt verba et voces, prœtereaque nihil.*

Quant à l'Académie, elle vient de nous donner, tout récemment encore, une preuve éclatante de son horreur — le mot n'est pas trop fort — de son horreur pour la vérité, dans la question de la vaccine. Cette preuve mérite une mention. Ce n'est pas notre faute, si elle n'est pas des plus honorables.

Les faits mis au jour par les adversaires de la vaccine ont provoqué, au sein du parlement britannique, une enquête à ce sujet. Le *General board of healt* a, en conséquence, adressé à toutes les Académies de l'Europe un questionnaire en quatre articles.

Voici ce questionnaire avec la réponse qui a été faite par l'Académie de médecine en 1857, ainsi que les très-courtes répliques publiées par le *Journal des connaissances médicales*, du 20 juillet 1857. Le public pourra ainsi apprécier le degré de véracité particulier à l'Académie, lorsqu'on touche à cette question brûlante.

PREMIÈRE QUESTION.

Il est généralement admis que les individus vaccinés sont, pour la plupart, à l'abri de la petite vérole; et qu'alors même qu'ils en sont atteints, ils succombent fort rarement. Avez-vous des doutes sur la réalité?

RÉPONSE DE L'ACADÉMIE.

Si une vaccine qui a donné des boutons réguliers ne préserve pas toujours complétement de la variole, elle *l'oblige* du moins à se réduire, à s'adoucir, à se transformer en cette éruption *particulière* qui a reçu le nom de varioloïde. La varioloïde est sans doute *de même nature* que la variole, mais elle n'en a ni la durée ni la *gravité*. Elle passe vite et est presque toujours exempte de danger.

RÉPLIQUES.

1° En 1825, à l'hôpital de la Pitié, sur 162 vaccinés atteints de la petite vérole, 25 moururent, soit 154 sur 1,000.

SERRES
Médecin en chef de la Pitié.
(*Mémoires de* 1847.)

2° En 1838, à l'hôpital du Gros-Caillou, sur 153 soldats atteints de variole et de varioloïde, 24 moururent, — soit 157 sur 1,000.

Bon MICHEL
Médecin en chef du Gros-Caillou.
(*Statistique de* 1838.)

La moyenne de ces deux rapports indique une mortalité de 15 1/2 pour 100, pour les vaccinés atteints de variole ou de varioloïde, comme on voudra. Est-ce là ce que l'Académie de médecine appelle une maladie *presque toujours* exempte de danger, ou serait-ce autre chose?

E. A. ANCELON.

DEUXIÈME QUESTION.

Avez-vous lieu de penser ou de soupçonner que la vaccination, en diminuant d'une part, les chances de la petite vérole augmente, de l'autre, les dispositions aux attaques de fièvres typhoïdes, de toute autre maladie contagieuse, ou aux atteintes des scrofules ou de la phthisie pulmonaire?

RÉPONSE DE L'ACADÉMIE.

Il n'y a *aucune bonne* raison de croire que la vaccine, en prenant *la place* de la petite vérole, prépare l'économie à la fièvre typhoïde, aux scrofules, ni à *aucune autre* maladie. La vaccine ne met *aucun prix* à ses bienfaits.

RÉPLIQUES.

1° La vérité nous fait un devoir de déclarer que l'accroissement de la population a commencé longtemps avant que l'on ne songeât à la vaccine. Bien plus, *la vaccine n'y a rien changé!...* Cependant il est incontestable que la petite vérole enlevait environ le dixième des hommes. Qu'est devenu ce dixième? Comment se fait-il qu'il ne se retrouve pas?

BOUSQUET.
Membre de l'Académie de médecine.
(*Traité de vaccine.*)

Ce dixième paraît-il donc à l'Académie de médecine n'être *d'aucun prix?*

E. A. A.

2° La vaccine n'a fait que *déplacer* la mort.

VILLERMÉ
Membre de l'Institut.
(*Dictionnaire en* 30 *volumes.*)

Nous n'avons jamais dit autre chose.

E. A. A.

3° L'humanité est intéressée à ce qu'on apprécie bien la nature de la fièvre typhoïde, qui devient de *plus en plus fréquente.*

Pour la *forme*, de même que pour le *fond*, la fièvre typhoïde répète la *forme* et le *fond* de la petite vérole.

SERRES
Membre de l'Académie des sciences.
(*Mémoires de* 1847.)

Qui trompe-t-on ici?

BEAUMARCHAIS
(*Mariage de Figaro.*)

TROISIÈME QUESTION.

Seriez-vous fondé à croire, ou seriez-vous disposé à penser que la lymphe, empruntée à une pustule indubitablement vaccinale, ait jamais transmis à l'individu vacciné la syphilis, les scrofules ou quelque autre maladie?

RÉPONSE DE L'ACADÉMIE.

La vaccine ne transmet que la vaccine. On peut prendre le vaccin sur les sujets galeux, dartreux, scrofuleux, *syphilisés*, etc... Il ne reproduit *que* la vaccine, sans aucun mélange.

RÉPLIQUE.

Voir les pièces du procès par suite duquel le docteur Hübner de Hollfeld fut condamné à deux ans de détention, ainsi que les observations faites dans *l'Union médicale* du 4 septembre 1855, et ne pas oublier cet adage : *Dans le doute, abstiens-toi!*...

QUATRIÈME QUESTION

Pensez-vous qu'il soit avantageux, en faisant des réserves pour certains cas exceptionnels, de rendre la vaccination universelle et de la pratiquer dans les premiers mois de l'existence, en supposant cependant qu'il y ait garantie sous le point de vue de l'opérateur ?

RÉPONSE DE L'ACADÉMIE.

Oui, le moment le plus opportun de pratiquer la vaccine, c'est l'enfance. La raison en est évidente : la vaccine étant destinée à prendre *la place* de la petite vérole, il faut nécessairement que le *préservatif* précède le mal. Or, quoiqu'elle soit de tous les âges, la petite vérole *s'attache*, de préférence aux enfants.

RÉPLIQUE.

Décès par variole à Paris.

	Moyenne annuelle.	
	Avant dix ans.	Après dix ans.
De 1815 à 1824	420	93
De 1825 à 1844	285	185
De 1845 à 1854	160	263

Le présent *s'attache* n'est pas d'accord avec les

registres de l'état civil; *s'attachait* eût été vrai, *s'attache* ne l'est pas!

Si les réponses de l'Académie de médecine portaient pour date 1817 au lieu de 1857, on les comprendrait. Aujourd'hui on ne peut se les expliquer qu'en admettant que l'Académie, comme la *Belle au bois dormant*, a sommeillé bien longtemps!

PARTIE MATHÉMATIQUE

CHAPITRE IER

VACCINOMÉTRIE (1)

Omnia pondere et mensura.

« Les systèmes en médecine sont des idoles auxquelles on sacrifie des victimes humaines !... »

Il est temps que cela finisse et cela finira ; car *tous* ces systèmes éphémères, flanqués de phrases sonores et d'assertions hasardées, sont avec le secours seul des registres de l'état civil, jugés *souverainement* par l'inflexible arithmétique, sans qu'elle ait à prendre aucun souci des docteurs ni de leurs doctrines.

Ce petit traité servira de preuve à ce que nous avançons ici.

(1) Ce premier chapitre est textuellement identique avec le petit traité publié par M. Carnot. Nous avons tenu à présenter aux lecteurs les faits avant la théorie et à n'en supprimer aucun, ne voulant pas qu'il fût dit que, dans l'intérêt d'un système, nous avons donné une entorse à la vérité.

PREMIÈRE PROPOSITION.

LA MORT PRÉLÈVE AUJOURD'HUI SUR L'AGE VIRIL LE TRIBUT QUE L'INFLUENCE VARIOLIQUE IMPOSAIT, AVANT LA VACCINE, AU PREMIER AGE DE LA VIE.

Démonstration.

Voici quel a été le mouvement annuel moyen de la population de la France à trois grandes époques *paisibles,* entre 1770 et 1841 (1).

Époques comparées.	Naissances.	Décès.	Excédant.
De 1770 à 1784 (15 ans) (2).	981,738	837,580	144,158
De 1817 à 1828 (12 ans) (3).	998,145	779,379	218,766
De 1829 à 1840 (12 ans)...	997,214	837,252	159,962

1° De la première époque à la seconde, bien que le chiffre des naissances augmente de 16,407, les

(1) Les morts-nés sont compris aux naissances et aux décès, à raison de 314 pour 10,000 viables, de 1770 à 1838 inclus. (Voir l'*Annuaire du bureau des longitudes.*)

(2) Comptes rendus de l'Académie des sciences, tome XXVI, p. 588.

(3) SUBDIVISION PAR SEXE DES DÉCÈS, DE 1817 A 1840.

Périodes	Hommes.	Femmes.
De 1817 à 1828.............	393,298	386,081
De 1829 à 1840.............	422,088	415,164
Augmentation simultanée.	28,790	29,083

L'augmentation ayant porté *simultanément* et *également* sur les deux sexes, les a évidemment frappés très-sensiblement aux *mêmes* âges et en vertu de la *même* cause. Voilà ce qu'ignorait M. Andral le 8 février 1858.

dècès diminuent de 58,201, en sorte que l'excédant des naissances augmente de 74,608.

Cet effet prodigieux de *conservation* est bien évidemment dû A LA VACCINE, importée en France à l'origine du dix-neuvième siècle !

2° De la deuxième époque à la troisième, bien que le chiffre des naissances diminue quelque peu, les décès augmentent de tout ce dont ils avaient diminué précédemment, et se retrouvent au chiffre du dix-huitième siècle.

La vaccine n'a donc eu, bien évidemment, qu'un effet *temporaire* de conservation. Cet effet produit, la nature a repris ses droits imprescriptibles, et conformément aux lois fondamentales de la mécanique, *la réaction a été égale à l'action.*

Propagée activement dès 1803, la vaccine a donc cessé, vers 1817, d'agir sur les premiers enfants soumis à son influence, en sorte que de 1817 à 1840, de 17 à 40 ans environ, les vaccinés ont payé leur tribut à la mort. L'art n'a fait que *déplacer* la nature : — ce qu'il fallait démontrer.

Observation.

Le tribut que le premier âge payait avant la vaccine à l'influence variolique était acquitté, partie sous le nom de *petite vérole,* partie sous le nom de *convulsions*. L'expérience qui redresse les écarts de la raison humaine prouve que le nombre des convulsions a diminué, simultanément et dans la même proportion que celui des petites véroles, sous l'influence vaccinale; ce qui démontre que la maladie varioleuse a de tout temps enlevé un très-grand nombre de ses victimes, sans *éruption* qui la caractérisât! C'est là un fait acquis désormais à la science, fait qui serait sans doute resté dans l'ombre sans la découverte de Jenner, analysée dans ses résultats. Nous ne croyons pas devoir entrer ici dans plus de détails sur ce sujet; le lecteur les trouvera dans l'*Analyse de l'influence exercée par la variole,* mémoire adressé à l'Académie des sciences et publié en 1851 par son auteur. Il trouvera encore de curieux renseignements à cet égard dans l'ouvrage sur la vaccine publié en 1855 par M. le docteur Bayard (1).

La proposition précédente suffit pour démontrer le *déplacement* de la mortalité qui s'est produit en France depuis la vaccine. Celle qui va suivre est destinée à signaler la conséquence la plus remarquable de cette immense révolution sanitaire.

(1) *Influence de la vaccine sur la population.* (Pages 92 et suiv.)

DEUXIÈME PROPOSITION.

LE NOMBRE DES MARIAGES A AUGMENTÉ EN FRANCE DE 1817-1828 A 1829-1840, EN PROPORTION TRIPLE DU NOMBRE DES JEUNES GENS DE 20 A 21 ANS.

Démonstration.

Voici quel a été le mouvement annuel moyen des mariages et des *conscrits*, aux deux époques duodécennales, désignées ci-dessus :

Epoques comparées (1).	Mariages.	Conscrits (2).
De 1817 à 1828.	233,226	287,246
De 1829 à 1840.	265,100	299,266
Augmentation en douze ans. . .	31,874	12,020
Accroissement proportionnel, pour 100.	13,7	4,2

Ce qu'il fallait démontrer.

Observation.

Pour expliquer cette disproportion étrange autrement que par un accroissement prodigieux de *seconds* mariages, résultant de la mortalité insolite des deux sexes, dans l'âge de fécondité, des observateurs, dont l'optimisme intéressé trouble la vue, ont conclu de ce fait que le célibat suivait une progression *rapidement*

(1) Tous les chiffres dont la source n'est pas indiquée sont extraits des *Annuaires*.

(2) Tableaux du recrutement. — Conscrits *appelés au tirage*.

décroissante. — Voici les chiffres que l'*Univers*, du 10 mai 1857, a mis en regard de cette hypothèse consolante.

« En sept ans, de 1817-20 à 1821-30, les naissances *légitimes* ont augmenté de 18 pour 1,000, tandis que les naissances *illégitimes* se sont accrues de 106 pour 1,000; — *six fois plus !*

« L'augmentation insolite des mariages, entre ces deux périodes, n'a donc pas été déterminée, bien évidemment, par une diminution insolite des *célibataires* en France ! »

Il n'y a rien à ajouter à cette foudroyante réplique.

Conséquences économiques.

Quel que soit le nom des maladies, devenues plus meurtrières dans l'âge viril, depuis l'année 1817, l'économiste n'y voit qu'un problème sans importance. Il ne considère que le fait en lui-même ; car ce fait est une calamité déplorable.

Par une conséquence forcée de ce déplacement dans le nécrologe, la population française a augmenté en enfants et en adolescents, sans augmenter en hommes faits dans une proportion *équivalente*. Ainsi, on comptait environ trois mineurs pour cinq majeurs, dans le siècle passé, et l'on en compte *au moins* quatre maintenant ! En effet, sur 36,039,264 habitants, recensés en 1856, le *Moniteur* ne signale, en 1857, que 9,495,955 électeurs *inscrits*, ce qui, en tenant compte des incapacités *légales*, répond à environ 19,200,000 majeurs des deux sexes. Du 2 décembre 1852 au 6 juin 1857, en quatre ans et demi, le nombre des électeurs *inscrits* a baissé de 347,121, soit de trois et demi pour cent, tandis qu'augmentait la population *totale!* Est-ce clair?

« Si la vaccine ne faisait que mettre une maladie à la place d'une autre; si elle reportait sur la jeunesse la dette de l'enfance, il faudrait la repousser comme le plus funeste présent qui ait jamais été fait aux hommes! »

Tel a été l'arrêt *conditionnel,* rendu par l'Académie de médecine en 1850, dans son rapport au ministre. Nous en prenons acte, et, dans les dix propositions qui vont suivre, nous allons nous attacher à démontrer que le mal profond dont souffre la France est dû à une *réaction* de la maladie varioleuse, retardée dans son développement par l'*action* temporaire du vaccin.

Il n'y a *jamais* action *temporaire* sans réaction *consécutive* (1).

(1) M. Husson, rapporteur de la Commission de vaccine, ignorait sans doute ce grand principe d'équilibre naturel, puisque, dans ses *Recherches sur la vaccine,* en 1803, il s'est oublié jusqu'à dire : « Si la vaccine ne préservait que six mois, elle mériterait encore un rang distingué parmi les découvertes du siècle, et les médecins devraient en faire un usage réitéré. » *Sic.* (Page 333.)

(E. A. Ancelon).

TROISIÈME PROPOSITION.

EN MOINS DE QUARANTE ANS, LA MORTALITÉ DE LA JEUNESSE A DOUBLÉ.

Démonstration.

1° Population féminine. Les décès féminins annuels, entre 15 et 25 ans, comparés à la population correspondante, présentent à Paris les résultats suivants (1) :

Époques comparées.	Décès.	Population.	Rapport.
Dans l'an 1813.	541	67,452	0,0080
De 1813 à 1821.	802	76,486	0,0105
De 1847 à 1855.	1,635	101,936	0,0160
Dans l'an 1855.	2,085	113,620	0,0184

Donc, 38 ans ont suffi pour *doubler* la mortalité des jeunes femmes !

2° Armée française. Voici comment s'exprimait, en 1787, le docteur Daignan, médecin en chef des armées (2) :

« Par les recherches que j'ai faites depuis 14 ans, il m'a paru que, dans les Pays-Bas, *le tiers* ou à peu près de la garnison passait chaque année aux hôpitaux et que la perte qui s'y fait peut être estimée de cinq à huit hommes par bataillon. Si elle va à dix,

(1) Voir, pour plus de détails, la *Revue médicale* du 15 fév. 1857.

(2) Voir l'ouvrage intitulé : *Ordre du service des hôpitaux militaires* (1787).

elle est très-forte; si elle dépasse ce nombre, elle est extraordinaire, à moins qu'il n'y ait épidémie, *ce que je n'ai pas vu depuis la paix.* »

En estimant donc, de 1763 à 1793, la mortalité de l'armée à un pour cent de son effectif, et la proportion des morts aux malades à trois pour cent, on est assuré d'être plutôt *au-dessus* qu'au-dessous de la vérité.

De 1816 à 1818, au retour de la paix générale, on trouve ces mêmes proportions au Val-de-Grâce de Paris. C'est à partir de cette époque qu'elles s'accroissent, l'une et l'autre, avec une prodigieuse rapidité, comme on le verra plus loin, et le *Moniteur* du 21 décembre 1848 évalue, d'après les documents officiels des 29 années précédentes, la mortalité de l'armée de l'*intérieur,* en temps de paix, à 2 pour 100 de l'effectif, ou à 20 hommes par bataillon.

Donc 20 ans ont suffi pour *doubler* la mortalité des jeunes soldats!

Observation.

L'armée se compose d'hommes de 18 à 30 ans, engagés volontaires, appelés et remplaçants. Or, d'après la table dressée par Deparcieux en 1746 pour les *tontiniers* de Paris, on voit que sur 9,382 individus de cette catégorie, âgés de 18 à 30 ans, il en mourait annuellement 94, soit 1 pour 100. Ce fait prouve, sans réplique possible, que la mortalité des soldats ne dépassait pas, au dix-huitième siècle, celle des tontiniers de Paris, quoi qu'en aient pu dire certains hygiénistes, habitués à prendre au sérieux des hypothèses et des opinions problématiques.

Il est naturel d'en conclure que les tontiniers de Paris meurent, de nos jours, entre 18 et 30 ans, dans une proportion double de celle fixée par la table de Deparcieux, qui a cependant servi de base aux tarifs de la Caisse des retraites en 1851 !...

Conclusion.

Non-seulement l'armée française se compose des hommes d'élite du peuple, mais son mode de recrutement, son alimentation, ses habitudes sont identiques, pendant la paix, à toutes les époques. Elle offre, par cette seule raison, des termes comparatifs d'une rigueur presque mathématique, quand il s'agit de dégager des causes fortuites de mortalité les influences providentielles; elle doit en conséquence servir de règle, sous ce rapport, pour la population mâle de la France.

La population féminine, menant une vie plus régulière et moins exposée aux dangers accidentels, ne recevant d'ailleurs qu'un contre-coup très-affaibli des orages et des commotions politiques, doit être, à son tour, examinée scrupuleusement à part, sous le rapport des influences qui font varier sa mortalité.

Les faits exposés dans cette proposition suffisent donc, sans entrer dans de plus grands détails, pour conclure que la mortalité de la jeunesse des deux sexes a doublé depuis l'an 1813; — ce qu'il fallait démontrer.

Il est essentiel de rechercher maintenant si les maladies sont, à cet âge de la vie, plus fréquentes ou plus graves. Tel est le but de la proposition suivante.

QUATRIÈME PROPOSITION.

EN MOINS DE QUARANTE ANS LA PROPORTION DES MORTS AUX MALADES A DOUBLÉ DANS LES HOPITAUX MILITAIRES DE PARIS.

Démonstration.

Hôpitaux.	Époques.	Morts.	Malades.	Proportion.
Val-de-Grâce. .	1816-1818	139	4,835	2,88 pour 100
Val-de-Grâce. .	1819-1824	229	5,864	3,91 pour 100
Gros-Caillou. .	1838-1843	411	5,867	7,02 pour 100

Ces chiffres sont la moyenne annuelle des périodes comparées.

Ils prouvent que, comme il a été dit dans la proposition précédente, la proportion des morts aux malades militaires était au-dessous de 3 pour 100, de 1816 à 1818, et qu'elle est au moins double aujourd'hui; — ce qu'il fallait démontrer.

Corollaire des deux propositions précédentes.

La proportion des morts aux malades militaires ayant augmenté à peu près comme celle des morts avec l'effectif, il s'ensuit évidemment que la proportion des malades avec l'effectif n'a pas augmenté depuis l'an 1816.

Prises en masse, les maladies ne sont donc pas plus nombreuses; mais elles sont plus meurtrières. Prises en détail, il en est qui, peut-être, sont devenues plus fréquentes, d'autres qui n'ont aucunement varié, d'autres enfin qui ont acquis une gravité insolite. C'est ce qui reste à déterminer.

CINQUIÈME PROPOSITION.

EN MOINS DE QUARANTE ANS, LES VARIOLES SONT DEVENUES SIX FOIS PLUS FRÉQUENTES ET PLUS MEURTRIÈRES, POUR LA POPULATION MAJEURE. LES REVACCINATIONS N'ONT AUCUNEMENT ARRÊTÉ CETTE MARCHE ASCENSIONNELLE.

Démonstration.

Voici, d'après les registres de l'état civil de Paris, le nombre des décès par petite vérole, au-dessus de l'âge de 20 ans et dans le cours de cinq années :

De 1817 à 1821. . 156
De 1834 à 1838. . 675
De 1851 à 1855. . 1,355 (Période des revaccinés).

Or, de la première à la troisième période quinquennale, la population majeure de Paris a, d'après les recensements comparés de 1817 et de 1851, augmenté dans le rapport de 2 à 3, tandis que les ravages faits dans ses rangs par la petite vérole ont, comme on le voit, augmenté dans le rapport de 2 à 18!...

Cependant la gravité de cette maladie ne s'est pas accrue. — Sur ce point, tout le monde est d'accord.

Donc les varioles sont devenues six fois plus fréquentes pour la population majeure; — ce qu'il fallait démontrer.

SIXIÈME PROPOSITION.

LES MALADIES DU POUMON N'ONT PAS EU DE PART SENSIBLE A L'ACCROISSEMENT DE LA MORTALITÉ DE LA JEUNESSE DEPUIS L'ANNÉE 1817.

Démonstration.

1° En 1838, sur un effectif de 25,000 soldats, 159 moururent à l'hôpital du Gros-Caillou, par suite de maladies du poumon, soit 6,36 par millier d'hommes.

2° En 1817, sur 53,601 hommes de 20 à 30 ans domiciliés à Paris, les registres officiels de la préfecture signalent 340 décès par suite de maladies du poumon, soit 6,34 par millier d'hommes.

Il n'y a donc pas une sensible différence; — ce qu'il fallait démontrer.

SEPTIÈME PROPOSITION.

LES FIÈVRES CONTINUES GRAVES, DITES TYPHOÏDES (1), SONT ENVIRON SIX FOIS PLUS MEURTRIÈRES POUR LES MALADES VACCINÉS QUE POUR CEUX QUI NE LE SONT PAS.

Démonstration.

MM. Louis et Chomel ont prouvé, par des chiffres nombreux et incontestés, que le tiers des malades, atteints par la fièvre typhoïde, succombent à l'Hôtel-Dieu de Paris ; mais ils n'ont pas distingué les sujets vaccinés de ceux qui ne l'étaient pas.

En 1854, M. le docteur Perrin a réparé cette omission. Sur 114 malades de cette catégorie, il a signalé 76 vaccinés et 38 non vaccinés ; de ces derniers, 3 sont morts dans les salles de l'Hôtel-Dieu. (Voyez l'*Union médicale* des 10, 12 et 15 août.)

D'après ces bases, on doit conclure que, sur les 114 malades, 38 ont succombé, — *le tiers ;* ce qui, en définitive, conduit à la conclusion suivante :

Sur 76 malades VACCINÉS, on compte. . . . . . 35 morts (2)
Sur 38 malades NON VACCINÉS. . . . . 3 —

Donc, la chance de mourir, par suite de fièvre

(1) « La fièvre continue est simple ou grave. Simple, c'est l'éphémère des anciens ; grave, c'est la fièvre typhoïde. (DUBOIS D'AMIENS, 1844.)

(2) Cette proportion de mortalité — 46 pour 100 — n'a rien qui puisse étonner ceux qui ont lu la *Clinique médicale* de M. le pro-

typhoïde, est de $\frac{35}{76}$ pour les vaccinés et de $\frac{6}{76}$ pour ceux qui ne le sont pas.

En résumé, le danger est, pour les premiers, plus grand que pour les seconds, dans le rapport de 35 à 6; — ce qu'il fallait démontrer.

Remarque.

Vers les derniers mois de 1813, l'armée française en retraite apporta dans le département de la Meurthe une épidémie de fièvres *continues graves*, qui est, encore aujourd'hui, citée pour ses nombreuses victimes. Cependant Thouvenel, qui en a écrit l'histoire en 1814, sur le lieu même où il l'avait vue sévir parmi la population *civile*, c'est-à-dire dans la petite ville de Pont-à-Mousson, résume ainsi la statistique médicale de cette *terrible* épidémie :

	Malades.	Morts.
Fièvres adynamiques	86	5
Fièvres ataxiques	65	11
Fièvres mixtes (typhus)	93	7
	244	23

La proportion de mortalité est un peu plus forte que celle trouvée par M. Perrin pour les *non vac-*

fesseur Andral, deuxième édition. En effet, ce savant académicien dit avoir *reconnu* que, par les *purgatifs*, on perd 9 malades sur 10; par les *toniques*, 26 sur 40; par les *saignées*, 35 sur 74. Donc le résultat *moyen* de ces trois méthodes donnerait 2 morts sur 3 malades de fièvre typhoïde! Mais les chiffres de M. Andral sont considérés comme empreints d'exagération.

cinés, ce qui s'explique par le caractère *épidémique* exceptionnel des années 1813 et 1814; mais combien cette épidémie *historique* est peu de chose, quand on la compare à celles de notre époque?

Corollaire des propositions précédentes.

MORTALITÉ COMPARÉE D'UN CORPS DE 25,000 HOMMES DANS PARIS.

Maladies causes de mort.	Vers 1816.	En 1838 (1)
Petites véroles (2).	4	24
Fièvres continues..	46	276
Maladies pulmonaires.	159	159
Causes de tout autre genre (3). .	41	41
Décès aux deux époques.	250	500

Le *doublement* de la mortalité militaire, de 1816 à 1838, est donc entièrement dû aux varioles, devenues *plus fréquentes*, et aux fièvres continues, devenues *plus graves*, dans la *même* proportion de 1 à 6, depuis que l'armée est *vaccinée!*... Tel est le fait incontestable, dont il reste à trouver une explication théorique satisfaisante.

(1) Baron MICHEL. *Statistique de l'hôpital du Gros-Caillou*. 1842.

(2) Sur 10,885 décès enregistrés à Paris entre vingt et trente ans, de 1817 à 1821, il y en eut 129 par petite vérole, soit 12 pour 1,000, dont 4 par 250 décès *masculins*. — En 1838, la petite vérole n'enleva que 357 personnes à Paris, dont 24 soldats, au Gros-Caillou. (*Loc. cit.*)

(3) Ces causes comprennent : 1° les maladies *cutanées*; 2° les maladies du cœur; 3° les *blessures*.

HUITIÈME PROPOSITION.

L'AGGRAVATION DES FIÈVRES CONTINUES EST LA CONSÉQUENCE DIRECTE DES VACCINATIONS.

Démonstration.

Sur 1,000 *fiévreux* reçus dans le service *médical*, fait au Val-de-Grâce, du 1er janvier 1816 au 31 décembre 1819, par les docteurs Desgenettes et Broussais, se suppléant, il en est mort :

En 1816 et 1817	51
En 1818 et 1819	81

Ces faits se sont passés à deux ans d'intervalle moyen, en temps de paix, dans le même hôpital, sous la direction des mêmes médecins, sans épidémies extraordinaires qui puissent expliquer, tant bien que mal, cet accroissement de 60 pour 100 dans les décès !

Entre les soldats de ces deux époques, *une seule* différence se rencontrait, différence à laquelle nul ne faisait alors attention ! C'est qu'en 1818 et 1819, la garnison de Paris contenait déjà beaucoup de *vaccinés*, engagés volontaires, même jeunes soldats, tandis qu'en 1816 et 1817, on en comptait à peine quelques-uns !

Ce n'est donc à aucune autre cause que peut être ttribuée *l'aggravation* des fièvres, débutant en 1818, pour ne plus s'arrêter pendant vingt ans consécutifs; — ce qu'il fallait démontrer.

Corollaire théorique.

Si l'on subdivise maintenant les décès de *fiévreux*, selon les semestres d'été (1er avril au 30 septembre) et ceux d'hiver (1er octobre au 31 mars), on trouve (1) :

Décès de fiévreux.	Été.	Hiver.
En 1816 et 1817	21	30
En 1818 et 1819	50	31

Ce petit tableau montre, avec évidence, que l'aggravation n'a été que d'*un trentième* en hiver, tandis qu'elle a été véritablement prodigieuse en été, puisque les décès se sont élevés de 21 à 50 !

Donc, l'aggravation des maladies fébriles a porté sur les fièvres que Stoll nomme fièvres *d'été* ou fièvres *bilieuses*, *putrides*, *gastriques*, qui, dit-il, « ont *plus d'affinité* pour la petite vérole que toutes les autres espèces de fièvres ! » (*Médecine pratique*, chap. XII.)

Il est donc rationnel de conclure que la variole, devenue *six fois* plus fréquente dans l'âge adulte, complique *six fois* plus souvent les fièvres particulières à cette époque de la vie, dans la *saison* favorable à son développement, et les rend, par suite, *six fois* plus meurtrières ! « La fièvre sporadique *se*

(1) DUVIVIER. *Médecine pratique.*

convertit ordinairement, dit Stoll, en la fièvre *épidémique* de la saison, *ou s'y joint*, comme par exemple *la petite vérole.* » (*Aph.* 26.)

Toute notre théorie est dans ce peu de mots. Elle est incontestable, si le mérite des observations de Stoll est lui-même incontestable ; ce que nous sommes porté à croire, puisque depuis 80 ans il n'a pas été contesté.

. . . . Si quid novisti rectius istis,
Candidus imperti; si non, his utere mecum.

NEUVIÈME PROPOSITION.

EN QUARANTE-DEUX ANS LA MORTALITÉ S'EST ACCRUE DE MOITIÉ, DANS LA PÉRIODE FÉCONDE DE LA VIE FÉMININE.

Démonstration.

Sur *mille* décès féminins, *au-dessus* de l'âge de quinze ans, on en a compté à Paris, entre quinze et quarante-cinq ans, savoir (1) :

Dans l'an 1813	328
De 1813 à 1815 inclus	335
De 1823 à 1825 inclus	399
De 1833 à 1835 inclus	414
De 1843 à 1845 inclus	453
De 1853 à 1855 inclus	491
Dans l'an 1855	491

En résumé, sur 10,000 femmes adultes de Paris,

(1) Voir, à la suite des propositions, la *Note additionnelle*.

il en est mort, à très-peu près, 240 en 1813 et en 1855, mais avec la subdivision toute différente que voici (1) :

Ages des décédées.	En 1813.	En 1855.
De 15 à 25 ans.	21	46
De 25 à 45 ans.	58	72
Après 45 ans.	161	122
Totaux sur 10,000 adultes. . . .	240	240

Ce qu'il fallait démontrer.

Corollaire.

La mortalité des femmes *productives* ayant augmenté, depuis 1813, dans le rapport de 2 à 3, il est évident que la durée *moyenne* de leur production a dû, toutes choses d'ailleurs égales, diminuer, ainsi que leurs *produits moyens*, dans le rapport inverse de 3 à 2.

A Paris, l'immigration continuelle ne permet que d'entrevoir le résultat qui vient d'être signalé ; mais, sur l'ensemble de la France, il s'aperçoit très-distinctement ! Ainsi, le rapport des naissances aux mariages était 4,5 de 1817 à 1820, comme Necker l'avait trouvé de 1776 à 1780. De 1821 à 1830, il n'était plus que 3,9 ! Donc, dans le court intervalle *moyen* de sept années, il s'était abaissé de plus de 13 pour 100, pendant que la mortalité des jeunes femmes de

(1) Voir, pour plus de détails, la *Revue médicale* du 15 février 1857.

18 à 25 ans augmentait *en raison inverse !* — Est-ce clair ?

DIXIÈME PROPOSITION.

LE NOMBRE DES ENFANTS MORTS-NÉS A AUGMENTÉ EN RAISON DIRECTE DE LA MORTALITÉ DES FEMMES, DANS L'AGE DE LEUR FÉCONDITÉ.

Démonstration.

Le rapport général des morts-nés aux naissances viables a été dans la ville de Paris, savoir :

Dans l'an 1817.	53	sur 1,000
De 1817 à 1821.	56	
De 1851 à 1855.	77	
Dans l'an 1855.	79	

Cela répond à une augmentation *de moitié*, pour la *totalité* des accouchées âgées de 15 à 45 ans. (Voir la neuvième proposition.)

A l'hospice de la MATERNITÉ, où les accouchées sont, en général, des jeunes filles de 15 à 25 ans, le rapport des enfants morts-nés à ceux nés vivants a été, savoir :

En l'an x (1), ...	43	sur 1,000
Dans l'année 1851 (2), ...	97	

Cela répond à une augmentation au moins *double*

(1) PEUCHET. *Statistique*, 1805

(2) TRÉBUCHET. *Annales d'hygiène*, 1853.

pour les jeunes filles. (Voir la troisième proposition, au *primo.*)

Ce qu'il fallait démontrer (1).

Remarque.

Tels arbres, tels fruits!..... Lorsque les jeunes femmes de 15 à 25 ans n'étaient pas *vaccinées*, elles accouchaient d'enfants *morts*, dans une proportion *moins* forte que de 25 à 45 ans. Au contraire, depuis qu'elles sont vaccinées, cette proportion est devenue *plus* forte, ainsi que le prouvent les chiffres précédents.

Il est maintenant facile de comprendre pourquoi, dans la Sarthe et dans la Côte-d'Or, où *tous* les enfants sont vaccinés, le rapport des morts-nés aux viables est *trois fois* plus fort que dans l'Aveyron, où la vaccine est très-peu pratiquée!...

Digression transitoire.

Pour parvenir à résoudre les questions traitées dans les dix propositions qui précèdent, nous avons appliqué le calcul à la comparaison de populations

(1) En France le rapport des morts-nés aux viables a été :

En l'an X..........	266 sur 10,000	(*Moniteur*, an XII)
De 1839 à 1852......	314 sur 10,000	*Annuaires.*
De 1853 à 1855......	422 sur 10,000	

Cela répond à une augmentation des *trois cinquièmes* dans le cours d'un demi-siècle.

identiques à des époques *différentes*, mais dans les *mêmes* localités.

Or, on peut également parvenir à la connaissance de la vérité, quoique avec une précision moindre, par la comparaison, à une *même* époque et dans un *même* lieu, de populations *non identiques*. On se trouve même, en certaines occasions, forcé d'avoir recours à cette méthode indirecte, particulièrement lorsque les documents antérieurs à l'époque étudiée sont insuffisants ou nuls. C'est précisément ce qui arrive, maintenant que notre but est de déterminer l'influence de la vaccine sur le CHOLÉRA.

Avant d'aborder cette question importante, il nous a paru nécessaire, pour prévenir toute contradiction irréfléchie, de convaincre, par le fait même, les lecteurs peu familiarisés avec la logique des calculs, que la méthode indirecte dont on vient de parler conduit aux mêmes conclusions que la méthode directe que nous avons employée jusqu'à présent.

Tel est le but de la proposition suivante qui, déjà, a été démontrée complétement *à priori*. (Voir la septième proposition.)

ONZIÈME PROPOSITION.

PLUS UNE POPULATION EST VACCINÉE, PLUS, TOUTES CHOSES ÉGALES D'AILLEURS, LES FIÈVRES CONTINUES Y FONT DE VICTIMES.

Démonstration.

La population *domiciliée* de Paris contient plus d'enfants et moins d'adultes, proportionnellement, que la population flottante reçue dans les hospices et hôpitaux civils. Les relevés des décès ne laissent aucun doute à cet égard, puisqu'en 1851, par exemple, sur 1,000 décès féminins, on en compta (1) :

	A domicile.	Aux hôpitaux.
Avant l'âge de 20 ans.	495	304
De 20 à 50 ans.	222	371
Après l'âge de 50 ans.	283	325

Sur ces 1,000 décès, subdivisés par maladies, il y en eut :

	A domicile.	Aux hôpitaux.
Par petite vérole.	10	15
Par fièvres continues aiguës. .	196	112

Ces deux dernières lignes prouvent, sans réplique, que les fièvres continues font d'autant plus de victimes que les petites véroles en font moins; en d'au-

(1) TRÉBUCHET. *Annales d'hygiène*, 1853.

tres termes, que la population est PLUS VACCINÉE; — ce qu'il fallait démontrer.

NOTA. Dans le *Journal des connaissances médicales* du 30 juin 1857, le lecteur trouvera de plus amples détails au sujet de la mortalité comparée en 1851 ; il reconnaîtra que cette méthode indirecte de calcul conduit également à conclure que les maladies pulmonaires n'ont pas accru la mortalité des vaccinés, comme on l'a démontré directement dans la sixième proposition.

Maintenant que nous avons tout lieu de le croire édifié sur la mëthode des *différences* et sur les applications dont elle est susceptible, passons à notre douzième et dernière proposition.

DOUZIÈME PROPOSITION.

PLUS UNE POPULATION EST VACCINÉE, PLUS, TOUTES CHOSES ÉGALES D'AILLEURS, L'INFLUENCE CHOLÉRIQUE Y FAIT DE VICTIMES.

Démonstration.

La proposition précédente nous ayant prouvé que la population pauvre de Paris est aussi la moins vaccinée, il suffit, pour résoudre la question présente, de comparer, tant à domicile que dans les hôpitaux civils, la mortalité des années cholériques. Il est, pour cela, un procédé très-simple et très-digne de confiance; c'est de mettre en parallèle, dans les pé—

riodes septennales dont l'année cholérique tient le milieu, celle-ci avec la moyenne des six autres, exemptes du fléau.

Voici ce calcul, appliqué aux deux périodes (1829-35) et (1846-52).

DÉCÈS DES DEUX SEXES, MORTS-NÉS A PART.

A domicile.	1832.	1849.
Année cholérique.........	27,315	29,952
Moyenne des six autres.....	15,247	17,325
Différence en plus.........	12,168	12,627
Accroissement proportionnel.	80 p. 100.	73 p. 100.
Aux hôpitaux civils.		
Année cholérique.........	14,541	14,834
Moyenne des six autres.....	8,890	9,404
Différence en plus.........	5,651	5,430
Accroissement proportionnel.	64 p. 100.	58 p. 100.

Donc le choléra de 1849 a été, proportionnellement, moins meurtrier que celui de 1832, dans la ville de Paris; mais, dans l'un comme dans l'autre, la population la plus pauvre et la moins vaccinée est celle qui a le moins souffert de l'influence épidémique.

Or, la misère ne saurait être considérée, bien évidemment comme une cause d'immunité dans les épidémies; donc on se trouve obligé de dire, bon gré, mal gré, ce qu'il fallait démontrer (1).

(1) Dans son *Traité de pathologie*, publié en 1837, M. Dubois

Corollaire.

Ainsi s'explique l'immunité relative dont a joui la population musulmane, en Turquie et en Crimée, de 1853 à 1856, tandis que les populations chrétiennes vaccinées succombaient aux étreintes du choléra. Ce fait anomal, attesté par toute l'armée d'Orient, en dernier lieu par M. le docteur Baudens; — ce fait incompréhensible jusqu'ici n'apparaît plus que comme une des conséquences de la maladie varioleuse, retardée dans son développement par l'influence temporaire du vaccin.

RÉSUMÉ DES DOUZE PROPOSITIONS

Depuis l'année 1813, la mortalité des adultes de 15 à 45 ans a augmenté de 50 pour 100; mais tous les âges compris entre ces deux limites n'ont pas été frappés également. L'âge de 15 à 30 ans a plus particulièrement souffert; toutefois avec cette différence que les femmes ont été plus cruellement éprouvées entre 15 et 25 ans, les hommes entre 20 et 30 ans, et que la mortalité des uns et des autres a doublé, dans la plus belle période de leur vie; non

(d'Amiens) assimile le choléra aux fièvres continues graves, dites typhoïdes. Cette douzième proposition sera donc, *pour lui*, un corollaire de la onzième. (E. A. A.)

que les maladies soient devenues plus fréquentes ; mais parce qu'elles sont devenues plus graves !

Depuis l'introduction de la vaccine en France, toutes les maladies, hors une seule, ont, dans leurs rapports avec les âges des sujets qu'elles attaquent, conservé leur marche antérieure, de tout temps signalée. SEULE, la petite vérole a renversé la sienne et transporté ses ravages de l'enfance à la jeunesse !... (Cinquième proposition.)

Or, ce déplacement est précisément le caractère spécial de l'immense révolution providentielle, dont nous sommes les témoins, quand nous n'en sommes pas les victimes.

Donc, à défaut de tout autre document, de toute autre induction philosophique, ce seul fait corrélatif suffirait pour indiquer que la cause primitive du mal profond dont souffre la France, est dans la maladie varioleuse même, dont l'éclosion n'est que retardée par le vaccin, et qui, compliquant de nos jours beaucoup plus souvent qu'autrefois les maladies des adultes, les rend, par suite, plus graves et plus meurtrières.

NOTE ADDITIONNELLE.

DE LA MORTALITÉ ABSOLUE, DE LA MORTALITÉ RELATIVE ET DE LA CONSTRUCTION DES TABLES DE SURVIVANCE.

Soit, en général, à une époque déterminée,
V, le nombre des vivants d'un âge connu;
d, le nombre des morts de ce même âge;
D, le nombre des décès au-dessus de cet âge;
$\frac{d}{V}$ sera la mortalité dite *absolue*, — soit A;
$\frac{d}{D}$ sera la mortalité, dite *relative*, — soit R.

Cela posé, on aura toujours la proportion suivante:

$$A : R :: D : V; \text{ d'où } A = R \times \frac{D}{V}.$$

Conclusions.

1. Dans le cas particulier où $D = V$, on a aussi $A = R$. Alors un simple relevé mortuaire suffit pour établir une table correspondante de survivance; mais c'est là une situation tout exceptionnelle.

2. Dans l'état normal, lorsque les folles ambitions des hommes ne contrarient pas les lois de la nature, la population n'est pas stationnaire; mais elle a un accroissement régulier, $\frac{D}{V}$ n'est pas égal à l'unité;

mais quel qu'il soit, il reste invariable. Dès lors, la mortalité absolue est constamment proportionnelle à la mortalité relative. C'est sur cette proportionnalité *constante* qu'est fondée la méthode comparative employée dans la neuvième proposition.

3. Dans l'état anomal, lorsque la mortalité naturelle est déplacée par les conquérants ou par les empiriques, $\frac{D}{V}$ est variable, selon les âges étudiés. S'il s'accroît, c'est-à-dire si la mortalité augmente sur l'ensemble de la population, au-dessus de l'âge désigné, comme il est arrivé pour la population adulte de la France, de 1817-28 à 1829-40, (première proposition), la mortalité absolue augmente dans un rapport plus grand que la mortalité relative!...

4. En définitive, notre méthode de calcul comparatif n'est rigoureusement exacte que dans une situation normale et régulière; dans toute autre, elle n'est qu'approximative; elle exagère le bien et atténue le mal. Ainsi, lorsque la neuvième proposition signale un accroissement de moitié dans la mortalité relative, il est certain que ce n'est là qu'un résultat *minimum!* Nous restons donc constamment au-dessous de la vérité, lorsqu'elle est affligeante à constater!

RÉSUMÉ GÉNÉRAL.

PARALLÈLE DE LA SITUATION SANITAIRE DE PARIS, AVANT ET DEPUIS LA VACCINE

C'EST-A-DIRE :

1° De 1710 à 1799 (90 ans). — 2° De 1840 à 1849 (10 ans).

Relativement à 1,000 naissances contemporaines d'enfants viables, on compte, savoir :

Décès, morts-nés compris		
	Première époque.	1,000
	Deuxième époque.	1,025

Subdivisions des morts par âges et par maladies.

1° Subdivision par âges.	Avant.	Depuis.
Morts-nés.	40	70
Avant 10 ans.	457	337
De 10 à 20 ans.	37	57
De 20 à 30 ans.	50	128
De 30 à 40 ans.	65	87
Après 40 ans.	351	346
Décès totaux.	1,000	1,025

2° Subdivision par maladies.	Avant.	Depuis.
Morts-nés par fausses couches.	40	70
Variole, rougeole, convulsions, croup	325	82
Typhus, choléra, colique, dyssenterie	94	320
Maladies des voies aériennes.	261	261
Causes diverses et suicides.	280	292
Décès totaux, comme ci-dessus. .	1,000	1,025

De la première subdivision, comparée aux mille naissances correspondantes d'enfants viables, on conclut, par simple soustraction, les tables comparatives de survie aux deux époques, jusqu'à l'âge de 40 ans. L'expérience ne permet pas encore de suivre avec certitude, au delà de cet âge, les effets de la vaccine.

3° Table de survie.		Avant.	Depuis.
Naissances viables		1,000	1,000
Vivants à	10 ans	543	663
	20 ans	506	606
	30 ans	456	478
	40 ans	391	391

Donc, la probabilité d'atteindre l'âge de 40 ans est absolument la même, aux deux époques comparées.

Quant au danger moyen annuel de mourir, à partir de l'âge de 10 ans, il est facile à calculer, au moyen des tables précédentes; il est donné par le rapport entre les moyennes annuelles des morts et des vivants, compris entre les deux âges étudiés.

4° Décès moyens annuels.		Avant.	Depuis.
Relativement à 10,000 habitants	de 10 à 20 ans	71	90
	de 20 à 30 ans	104	246
	de 30 à 40 ans	153	200

C'est donc entre 20 et 30 ans, époque du service militaire et des mariages, que la chance de mourir a particulièrement augmenté!

NOTA. A Paris, les documents de l'état civil permettent de traiter complétement cette grande question. Il n'en est pas de même sur l'ensemble de la FRANCE, malheureusement ! Les seuls chiffres, dignes de foi, qu'on y possède font connaître les naissances, les conscrits, les électeurs, les mariages et la population, ainsi que les décès ; mais sans distinction des *âges* !... — Voici les déductions, limitées mais incontestables, qu'en ont tirées des mathématiciens du premier ordre. Il faut s'y borner !...

Lois de survivance des Français, de la naissance à l'âge de 40 ans, à un demi-siècle d'intervalle.

Ages des vivants.		1764 à 1803.	1814 à 1853.	Différences.
Naissances.		968	968	néant.
Vivants à	5 ans	675	706	+ 31
	10 ans	627	666	+ 39
	15 ans	604	642	+ 38
	20 ans	580	614	+ 34
	25 ans	551	572	+ 21
	30 ans	523	526	+ 3
	35 ans	494	483	— 11
	40 ans	468	441	— 27

La première table est celle de Deparcieux, complétée par Fourier, membre de l'Académie des sciences, et publiée en 1821 par la préfecture de la Seine, dans les *Recherches statistiques sur Paris*. La deuxième est celle donnée par M. Mathieu, depuis

1853, dans l'*Annuaire du bureau des longitudes*, comme indiquant la population par âges. Comme les naissances moyennes de 1814 à 1853 s'élèvent, par le fait, à 968,000 on a remplacé, par ce chiffre, celui que M. Mathieu regardait alors comme la vraie moyenne : 970,000 ; puis on a supprimé les trois zéros, pour plus de simplicité.

La table de Fourier, dont le premier chiffre est 1,359, a été ramenée proportionnellement à 968 naissances, pour en rendre aux lecteurs la comparaison plus facile avec l'époque actuelle.

Par exemple, 968,000 naissances de 1764 produisaient, en 1804, 468,000 survivants de 40 ans, tandis que de nos jours elles n'en produisent plus que 441,000! — On opérera d'une manière analogue pour tous les autres âges.

Comme les naissances de 1804 à 1813 ne s'élèvent, en moyenne, qu'à 915,000 au lieu de 968,000, on a limité à 40 ans la table de survivance, parce que, de 1814 à 1833, comme de 1834 à 1853, il se trouve une égalité parfaite entre les naissances moyennes, fait excessivement remarquable qui dispense d'appréciations hypothétiques, toujours incertaines et peu dignes de foi.

Par exemple, de 1814 à 1816, période triennale dont l'*Annuaire* ne fait pas mention, on a enregistré en France 972,000 naissances. C'est évidemment à ces 972,000 naissances que se rapportent les 315,000 conscrits des classes de 1834 à 1836, ainsi que les 441,000 survivants de 40 ans que M. Mathieu compte, de 1854 à 1856 !

C'est donc une perte de 531,000 individus en 40 années que, pour n'être pas accusé d'exagération, nous avons réduite à 527,000, en donnant pour point de *départ*, à la table II de l'*Annuaire*, le chiffre moyen 968,000, au lieu du chiffre réel 972,000 !

C'est ainsi, on ne nous refusera pas cette justice, que nous avons toujours agi !... Nous avons cru nécessaire de signaler aux ministres, aux académies, au public, une révolution sans pareille dans les lois de la mortalité en France ; mais nous avons pris soin de rester constamment au-dessous de la déplorable vérité !...

Malgré la lacune regrettable qui existe de 1785 à 1800, dans les registres de l'état civil, il est aisé de s'assurer de l'étonnante perfection de la table de Fourier avant le 1er janvier 1804, origine de la révolution providentielle dont nous signalons la marche, progressive avec les années du siècle !...

En effet, voici des chiffres authentiques :

Naissances moyennes de 1801 à 1803.	915,242
Conscrits correspondants (classes de 1821 à 1823).	272,434
Survivants des deux sexes à 20 ans 1/2 (double). .	546,868

c'est-à-dire que sur 968 naissances, il restait alors à vingt ans et demi 578 individus, soit 580 à l'âge de vingt ans, comme le dit Fourier!...

La juste célébrité de ce grand mathématicien et la réputation incontestée de M. Mathieu sont d'ailleurs les meilleures garanties de la valeur réelle du tableau comparatif que nous offrons aux méditations des hommes d'intelligence.

Maintenant voici les résultats authentiques qui ont été la conséquence du *déplacement* de la mortalité, dans l'enfance et dans la jeunesse.

Mouvement annuel moyen des éléments de la population française de 1770 à 1854.

Époques.	Naisssances.	Décès (1).	Différences.
1770 à 1784.	953,000	809,000	144,000
1814 à 1823.	962,000	748,000	214,000
1824 à 1833.	974,000	790,000	184,000
1834 à 1843.	972,000	814,000	158,000
1844 à 1853.	964,000	824,000	140,000

La dernière colonne résume admirablement le tableau de l'action *conservatrice* (1777 à 1819), ainsi que la réaction *destructive* (1819 à 1849).

(1) Les morts-nés ont été *déduits*, de 1770 à 1838 : — 3 pour 100 naissances.

PARTIE MÉDICALE

CHAPITRE II

> Sporadica febris est a vitio quodam domestico, et singulari, tempus anni aut constitutionem epidemicam non respiciente; utut illa in epidemicum morbum plerumque convertatur aut cum eodem jungatur, exemplo variolarum, etc.
>
> STOLL, *Aph.* 26.

Des recherches et des démonstrations mathématiques qui précèdent il résulte, en définitive, que plus une population est vaccinée,

1° Plus est considérable le nombre de ses enfants morts-nés.

2° Moins elle perd d'enfants, plus elle perd d'adultes par la petite vérole.

3° Moins elle perd d'enfants par convulsions, plus elle perd d'adultes par fièvres continues et, en général, par toutes les affections des voies digestives.

4° Quant aux maladies pulmonaires, la vaccine

n'exerce sur leur *terminaison* aucune influence sensible.

Telles sont les quatre conditions inexorables auxquelles doit satisfaire toute théorie médicale sérieuse et destinée à relier les faits que l'analyse mathématique démontre. Tout système, quelque original qu'il soit, qui en laisse une seule à l'écart, est par cela même condamné à l'oubli. C'est la plus grande preuve d'intérêt que l'on puisse donner à son auteur.

Cela posé, entrons en matière.

I

ACCOMPLISSEMENT DU DEVOIR DE L'ACADÉMIE DE MÉDECINE, JUGÉ PAR LES CHIFFRES.

A tous les échelons de l'ordre social, depuis le souverain jusqu'au garde-champêtre, les droits impliquent des devoirs à remplir.

Lorsque Louis XVIII créa l'Académie de médecine, en 1820, il ne lui donna pas des droits sans en exiger des devoirs, et le premier de tous ces devoirs fut « le perfectionnement de l'art de guérir » (*sic*).

L'Académie a-t-elle rempli ce devoir? Telle est la question que nous voulons éclaircir avant toute autre. Il faut donc bien la poser.

Perfectionner l'art de guérir, c'est diminuer évidemment le nombre des décès, celui des naissances restant le même. Rejeter la mort du premier âge sur l'âge viril, ce n'est pas là perfectionner; c'est dégrader l'art médical (1)!...

Or, voici des chiffres authentiques qui jugent souverainement la question que les membres de l'Académie s'efforcent en vain d'obscurcir, dans le but de conserver les droits qui leur ont été conférés. *Inde iræ!*

Laissons à l'*Univers*, du 2 juin 1857, la parole sur ce point, qui n'a pas été contesté :

« Les chiffres suivants, dit-il, sont extraits de l'*Annuaire de la statistique* pour 1857 et contre-signés par M. Legoÿt, chef de bureau au ministère de l'agriculture et du commerce. Les décès militaires de la Crimée, en 1854, n'y sont pas compris.

Mouvement annuel moyen de la population française, calculé par périodes décennales.

	1819 à 1828.	1832 à 1841.	1845 à 1854.
Naissances viables........	975,510	966,012	960,669
Décès, morts-nés compris..	785,241	846,483	878,688
Décès p. 1,000 naissances..	805	856	915

« Telle a été la volonté de Dieu !

(1) Un tel *déplacement* augmente la population impubère. Par suite, le rapport des décès à la population totale commence par diminuer beaucoup; puis il devient stationnaire pendant une trentaine d'années, après quoi il augmente. — C'est ce que M. Bousquet ne comprend pas lorsqu'il dit : « La vaccine n'a rien changé à la

« En présence de ces déplorables résultats, oser parler des progrès de la science médicale, c'est insulter les vivants et les morts !... »

La première période ici étudiée est celle dans laquelle l'Académie a commencé l'exercice de son droit. Les deux suivantes montrent comment son devoir a été rempli ! Tout commentaire serait superflu.

En 26 ans, les naissances ont diminué de 15,000 et, contrairement à toutes les notions antérieures, les décès ont augmenté de 93,000 !...

Si vous nommez cela perfectionnement, que nommerez-vous donc dégradation ?...

Répondez enfin, Messieurs de l'Académie, répondez à ces chiffres inflexibles ! Les maladies sont-elles devenues plus graves ou les médecins sont-ils devenus plus mauvais, depuis que vous avez été chargés par le roi Louis XVIII de la direction suprême de l'art de guérir ? Cherchez bien : — il n'y a plus de porte dérobée, pour fuir ce terrible dilemme !...

En vain vous ferez dire par l'un de vos élèves : « Il y a au fond de la théorie professée par les adversaires de la vaccine une absurdité grossière qu'on est allé ramasser dans les balayures des plus vieilles biblio-

population. » Elle a augmenté le nombre des enfants, dans une proportion beaucoup plus forte que celui des hommes faits. *Là est le mal !...*

thèques (1). » A quel homme sensé persuaderez-vous que Sydenham, Boerhaave et Stoll avaient moins d'intelligence « des choses de la vie pathologique » que M. Eugène Bertin ou que ceux qui, semblables à l'autruche, effacent, derrière sa plume incivile, leur importante personnalité? A quels Français ferez-vous croire, s'il vous plaît, qu'un officier d'artillerie, sorti le PREMIER de sa promotion, a moins d'intelligence mathématique que MM. Bertillon (2), Bertin, Rayer

(1) Voir *la Presse* du 26 septembre 1857.

(2) L'intelligence mathématique de ce médecin ne s'élève pas même à la hauteur de la *règle de trois!* En voici la preuve convaincante :

Le recensement de 1817 subdivise ainsi la population de la ville de Paris :

		Nominative.		Collective.
POPULATION CIVILE.	Hommes....	305,247	......	»
	Femmes...,	351,925	......	»
Population civile des deux sexes..		657,172	......	36,529
Population militaire..............		»	......	20,265
Totaux partiels..................		657,172	......	56,794
Total général au 1er mars 1817....		713,966		

Cela posé, l'on demande combien, sur les 36,529 habitants civils des deux sexes, recensés *collectivement*, il se trouvait de femmes.

C'est, comme on le voit, une *règle de trois* des plus simples, ainsi qu'il suit :

657,172 : 351,925 : : 36,529 : X

Eh bien! M. Bertillon ne comprend pas cela! Dans la note IV de son livre *couronné*, il reproche avec aigreur à M. Carnot d'avoir

ou Velpeau ? Ah ! vous avez habilement agi, messieurs, en adressant aux Anglais cette assertion clandestine ; car vous avez reconnu ainsi, implicitement, qu'elle ne pouvait germer sur la terre de France. *Proh pudor !*

Voilà pour l'ensemble : maintenant, passons aux détails.

II

PLUS UNE POPULATION EST VACCINÉE, PLUS EST CONSIDÉRABLE LE NOMBRE DE SES ENFANTS MORTS-NÉS.

Lorsque l'influence vaccinale ne s'étendait pas encore aux âges de fécondité, comme à Paris vers 1810, et sur la généralité de la France vers 1820, le chiffre des naissances dépassait de beaucoup celui des décès. Cet excédant, qui constitue l'accroissement normal de la population, a, depuis lors, constamment diminué, comme on vient de le voir dans l'article précédent. Voici, à cet égard, les chiffres officiels de la

donné *sans hésitation ni explication* le quatrième terme de cette proportion !...

Ce n'est pas tout ; malgré l'*inégalité* des deux sexes bien démontrée par le recensement *nominatif*, il décrète leur *égalité* à la page 235 !!! L'intelligence *mathématique* que montre, en cette circonstance, le *Lauréat* académique, donne la mesure du génie de ses approbateurs. Encore ici, nous pouvons répéter :

AB UNO DISCE OMNES.

France, en tenant compte de 12,000 morts-nés du sexe féminin, de 1817 à 1838 (*Annuaires*) :

		Accroissement annuel.
Population féminine	1° de 1817 à 1826.	96,805
	2° de 1829 à 1838.	55,575
	3° de 1841 à 1850.	47,288

Donc, en 24 ans, l'excédant des naissances sur les décès contemporains a diminué de plus de moitié (49,517) !...

Cependant le nombre des conscrits n'a pas éprouvé de diminution dans cet intervalle !... Donc l'augmentation a frappé sur les deux sexes, dans la période de leur fécondité. Sur ce point, il n'y a pas place pour le moindre doute.

Or, de médiocres facteurs donnent nécessairement de médiocres produits. De là résulte, en définitive, l'augmentation des morts-nés, celle des enfants maladifs et, plus tard, celle des conscrits réformés.

De là vient aussi que la durée moyenne des mariages est plus courte et que, par suite, la production de chacun d'eux diminue.

Ainsi, au temps de Buffon, le département de la Côte-d'Or donnait en moyenne 35 enfants pour 6 mariages, dans les bailliages réunis de Semur et de Saulieu (*Histoire naturelle*). Aujourd'hui, 6 mariages y produisent à peine 18 enfants (*Annuaire*) ! Or ce département est, depuis 1819, le plus zélé de la France pour les vaccinations (*Rapports de l'Académie de médecine*). Est-ce clair?...

Que le prince des vaccinateurs ait essayé de faire honneur de ce résultat à une continence éclose dans le cœur des Bourguignons, cela se conçoit! Ce n'est là qu'une hypothèse naïve à laquelle personne ne se laisse prendre, les Bourguignonnes moins que personne! On la reçoit comme on la hasarde, sans y attacher d'importance. Outre les moralistes de bonne foi, les accoucheurs savent à quoi s'en tenir sur ce point; car la production de ce qu'on appelle les faux-germes est infiniment plus fréquente aujourd'hui que les grossesses vraies et arrivant à terme. Une femme commence par avoir un enfant, deux enfants peut-être, plus ou moins bien venus; puis, à des intervalles de plus en plus rapprochés, elle appelle son accoucheur pour lui montrer, au milieu de caillots de sang, des produits sans nom, des chorions dégénérés, contenant d'étranges rudiments embryonnaires, et l'on sait que la saignée est le plus dangereux des moyens à opposer à ce nouveau genre de stérilité. Que faut-il donc accuser de ces produits amorphes, si ce n'est la faiblesse, la mauvaise qualité du sang, la constitution déplorable des femmes; l'imprudente violation enfin de cette loi d'Hippocrate: *Sanguis moderator nervorum?*

Ce sont surtout les maladies du tube digestif qui rendent raison de l'accroissement incessant du nombre des morts-nés. Pour bien comprendre ce fait capital, il faut avoir, comme cela nous est arrivé dans une longue série d'années, été appelé à l'exercice de la médecine légale. Il y eut une époque fatale au commencement du dernier règne, où les avortements criminels se multiplièrent autour de nous d'une manière inquiétante ; nous dûmes alors nous livrer à des recherches qui nous amenèrent à établir que l'avortement est d'autant plus certain que la substance abortive, prise à doses fractionnées, établit lentement, sourdement, une phlegmasie profonde du tube digestif. En effet, toutes les filles inculpées, soumises à notre examen, portaient des traces d'entérites, d'entéro-colites qui eurent, pour la plupart, une terminaison funeste. Eh bien ! ce que produisaient sympathiquement ou par influence de voisinage (tout cela s'appelle aujourd'hui action reflexe) les maladies intestinales résultant de l'agression des substances abortives, les *variolæ sine variolis* (1) des vaccinés le

(1) « On a vu dans ces épidémies (de variole) quelques enfants précédemment vaccinés avoir de la fièvre, des nausées, et ne point présenter d'éruption : c'est là *variolæ sine variolis* de Sydenham, *avantage immense* que Boerhaave semble avoir pressenti. » (PINEL, *Nosographie philosophique*, 5e édition, tome II, page 45. Paris 1813.)

provoquent également en aggravant les affections intestinales, celles surtout que le savant professeur Forget a nommées, dans son remarquable ouvrage, *entérites folliculeuses*.

Cette rigoureuse observation devrait sourire aux vieux souteneurs de la doctrine de Broussais, à ceux qui — M. L. C. Roche en tête — ont dépensé toute leur puissance intellectuelle à subordonner la généralité des manifestations pathologiques à la seule phlegmasie gastro-intestinale, couvrant ainsi de l'éteignoir de leur ignorant dédain toute recherche, toute littérature médicale, antérieures à l'ère inaugurée par eux. Cependant, aveugles qu'ils étaient, ils eussent rencontré, dans ces ouvrages dédaignés du dix-huitième siècle, la preuve que les fièvres varioleuses compliquaient les maladies gastro-intestinales ; ils eussent fait retomber ainsi sur la tête même de M. Bousquet l'injuste accusation dont ils lui laissèrent le triomphe ! Ils eussent reconnu enfin qu'il existait une relation intime entre ces mêmes fièvres varioleuses et les maladies puerpérales. Mais il eût fallu lire ces ouvrages ; il eût fallu faire descendre leur orgueil de sectaires jusqu'à méditer Stoll (1), John Thornton (2), Méad, Kirkpatrick, Dezoteux et Valentin, etc.

(1) *Aphor.* 551.

(2) Voici en effet comment s'exprime, entre autres, le docteur

Ainsi, outre les causes connues et énumérées déjà par les anciens, nous rencontrons, presque à chaque pas, chez les femmes vaccinées, des maladies ou des fièvres intestinales, comme phénomènes précurseurs et causes efficientes des avortements. A quoi bon développer ici davantage une théorie qui n'a été que trop mise en évidence par l'art infernal des proxénètes?

Ce résultat important d'enquêtes médico-légales, tout en nous initiant aux secrets de l'accroissement du nombre des morts-nés, vient corroborer les curieuses

John Thornton, traduit par le docteur Dufour (*Preuves de l'efficacité de la vaccine*. Paris 1808) :

« *L'inoculation pendant la grossesse produit presque toujours l'avortement et la mort.* (Page 58.)

« Un médecin de Winchester, dit le docteur Kirkpatrik, dans son *Analyse* de l'inoculation, m'informe que sur deux mille personnes inoculées dans le Hampshire et dans les comtés de Sussex et de Surrey, *les seules* qui succombèrent furent *deux femmes enceintes*, qui, sans égard pour l'*avis de leurs médecins,* avaient sollicité l'inoculation. (*Ibid.*)

« Une dame enceinte de sept mois, dit Méad, fut attaquée de la petite vérole; vers le onzième jour, elle accoucha sans accident d'un garçon et mourut le quatorzième jour. Quatre jours après, l'enfant fut saisi d'accès *convulsifs*, avant-coureurs de l'éruption qui se déclara le même jour et, dans la nuit même, il suivit sa mère au tombeau. (*Ibid.*)

« Donc, il est parfaitement établi depuis longtemps, comme on le voit, que l'inflammation *gastro-intestinale*, produite par l'agent contagieux de la variole, provoque l'avortement et la mort chez les femmes enceintes!

« Or, puisque la variole est devenue aujourd'hui *beaucoup plus*

recherches de Dance (*Archives générales de médecine*, 1828-1829), et les beaux travaux du professeur Sédillot sur l'infection purulente, sans lesquels il eût été impossible de rendre raison des morts subites qui frappent les femmes dans l'état puerpéral.

On sait aujourd'hui ce que c'est que les septico-pyohémies foudroyantes et il est facile de les expliquer, alors surtout qu'elles sévissent sur des familles placées dans les meilleures conditions d'aisance et de fortune. La femme, ordinairement très-jeune et primipare, succombe du neuvième au quinzième jour,

fréquente après l'âge de 20 ans qu'elle n'était autrefois, il est évident que les avortements doivent être aussi beaucoup plus fréquents, et les morts-nés en beaucoup plus grand nombre.

« Pour ne laisser aucun doute sur la légitimité de cette conclusion, voici, d'après les Annuaires du bureau des longitudes, le total comparatif des *majeurs* morts de petite vérole à Paris, en 4 ans, à un intervalle moyen de 34 années, séparé par moitié :

DÉCÈS PAR VARIOLE APRÈS L'AGE DE VINGT ANS.

De 1817 à 1820	(quatre ans)....	131
De 1834 à 1837.	Idem.......	533
De 1851 à 1854.	Idem.......	1,156

« Il est donc maintenant facile de comprendre pourquoi la proportion des morts-nés aux viables est triple dans la Sarthe et dans la Côte-d'Or, où l'on vaccine *tout le monde*, que dans l'Aveyron, où cette pratique a *très-peu de partisans*, etc. »

Note du docteur BAYARD. *Journal des connaissances médicales*, numéro du 10 mai 1856.

sans phénomènes apparents pour les personnes, incompétentes en pareille matière, qui l'entourent; mais, pour l'observateur sérieux, voici ce qui se passe : comme antécédent, la victime est douée d'une susceptibilité nerveuse extrême et disposée à la pyohémie, peut-être par suite de l'introduction antérieure d'un virus vétérinaire dans son sang; comme état présent, elle a dans l'utérus une large surface suppurante en rapport avec le système veineux de l'organe; elle a été tenue à une diète plus sévère que celle que l'on observe dans les classes moins aisées et moins vaccinées, surtout si elle ne doit pas allaiter son enfant. Son teint suspect et terreux, ses forces, de jour en jour décroissantes, sont peu en rapport avec ses prétentions au bien-être, et si à ce moment, prise d'une de ces impatiences si communes chez les femmes nerveuses, elle se lève et s'aventure à faire quelques pas dans la chambre, elle tombe, comme foudroyée! On trouve, après sa mort, du pus dans les sinus veineux utérins, des ecchymoses et de l'emphysème à la surface des poumons, signes certains, pour nous comme pour le professeur Sédillot, de l'infection putride.

En somme, il nous faut bien accepter le rôle que l'expérience nous force d'assigner aux maladies intestinales dans les avortements et, à propos de la perturbation jetée dans le développement des maladies par la pratique vaccinale, nous incliner devant cette sentence de Stoll :

« La fièvre régnante se marie avec les suites de couches... surtout avec la variole. » (Voir à ce sujet les aphorismes 789, 343, 349, 350, 351, 352, 359, etc.)

Rien, dit-on, n'est brutal comme un fait. — En voici, certifiés authentiques, et publiés par PEUCHET en 1805 ; par M. TRÉBUCHET en 1853 (*Annales d'hygiène*).

Mouvement ANNUEL MOYEN des femmes enceintes, admises à l'hospice de la Maternité, avant et depuis la vaccine.

Époques.	Admissions.	Décès.	Mortalité.
1801-1803.	1,700	37	1 sur 46
1850-1851.	4,420	259	1 sur 17

Ces chiffres peuvent se passer de commentaires !...

Tel est le résultat de notre observation sur cette donnée relative à la mortalité, clairement établie par les chiffres de M. Carnot; nous la faisons suivre d'une note sur l'accroissement du nombre des hommes, impropres au service militaire.

Note sur l'accroissement du nombre des hommes impropres au service militaire.

Epoques comparées.	Conscrits appelés.	Conscrits réformés.	Rapport pour 100.
De 1816 à 1820.	1,484,928	184,814	12,45
De 1842 à 1846.	1,525,986	342,071	22,42
Différences.	41,058	157,257	

Ainsi, bien que le nombre des appelés ait augmenté dans cet intervalle de 26 ans, celui des réformés par les conseils de révision a augmenté bien plus encore, en sorte que le nombre des hommes propres au service militaire a diminué en définitive !

La révolution de 1848 ayant déplacé toutes les autorités, les conseils de révision ont, depuis la classe de 1847, fonctionné avec négligence, réformé moins d'hommes, en sorte que les réformes dans les corps sont devenues beaucoup plus nombreuses et plus onéreuses pour l'État. Ce fait a motivé la lettre adressée par l'Empereur au ministre de la guerre, à la fin du mois de février 1856. Voilà pourquoi la comparaison précédente s'arrête en 1847.

Puisqu'il est question des conscrits, il est un autre renseignement très-essentiel ; c'est le rapport de leur nombre à celui des naissances correspondantes à leur classe, c'est-à-dire antérieures de 20 ans.

Voici les documents officiels :

Mouvement annuel moyen.

Avant la vaccine.

1°	Naissances de 1801 à 1803.	915,242
	Classes de 1821 à 1823.	273,434
	RAPPORT : 2,988 conscrits pour 10,000 naissances.	

Depuis la vaccine.

2°	Naissances de 1806 à 1815.	927,297
	Classes de 1826 à 1835.	293,468
	RAPPORT : 3,165 conscrits pour 10,000 naissances.	

Depuis que les mères sont vaccinées.

3°	Naissances de 1816 à 1835.	969,478
	Classes de 1836 à 1855.	304,369
	RAPPORT : 3,139 conscrits pour 10,000 naissances.	

En embrassant *deux* générations, la vaccine a atteint sa *seconde puissance* ! Alors les décès des premiers âges ont, *de nouveau*, diminué ; mais ils ont été, *cette fois*, plus que compensés par ceux de l'adolescence ! C'est ainsi que le rapport des conscrits aux naissances a rétrogradé depuis 1836, tandis que la population *mineure* s'est accrue ! (1)

In omnibus aspice finem !

III

PLUS UNE POPULATION EST VACCINÉE, MOINS ELLE PERD D'ENFANTS, PLUS ELLE PERD D'ADULTES PAR LA PETITE VÉROLE.

En moins de quarante ans, les varioles sont devenues six fois plus fréquentes et plus meurtrières pour la population majeure. Les revaccinations n'ont aucunement arrêté cette marche ascensionnelle.

Malgré les dénégations antérieures de M. Bousquet, ce fait capital était devenu tellement notoire pour

(1) M. Bertillon, page 82, en note, ne peut comprendre cela ! — Cette éclipse de son jugement est signalée en détail au *quinto* de l'ÉPILOGUE. Nous engageons le lecteur à y jeter les yeux.

tout le monde que, dans son rapport de 1855, il reconnut, à regret et forcé par l'évidence, que la vaccine ne préservait pas de la petite vérole, en ajoutant : « Il n'est plus temps de le dissimuler, » aveu naïf, fait *in extremis*.

En 1856, pour ranimer le zèle de ses lévites attérés par son aveu, le grand prêtre de la vaccine, comme le nomme la *Revue médicale*, entreprit de persuader à ses auditeurs que la revaccination préserverait les adultes de la petite vérole. Cette prétention motiva deux articles insérés dans le *Journal des connaissances médicales* de 1855-1856, pages 375 et 401, dont voici le résumé :

DE L'INEFFICACITÉ DES REVACCINATIONS.

« Le 14 juillet 1840, l'Académie de médecine écrivait au ministre : « Les revaccinations ont si peu « de succès qu'elles ne sauraient devenir une règle « pour l'administration. » (*Rapport officiel.*) En 1845, l'avis de cette assemblée changea ; car l'utilité des revaccinations fut admise en principe général. »

Pour se rendre un compte impartial de l'influence de cette innovation, il suffit évidemment de comparer les deux périodes décennales 1835-1844 et 1845-1854, l'une antérieure, l'autre postérieure à la décision souveraine de l'Académie. Voici cette comparaison, faite d'après les documents contenus dans les Annuaires du bureau des longitudes, de 1837 à 1856, pour la ville de Paris.

Relativement à 100,000 naissances contemporaines (1), l'état civil a enregistré, savoir :

Morts de petite vérole.

1° De 1835 à 1844	De 0 à 10 ans.	597
	Après l'âge de 10 ans.	648
	Total.	1,245
2° De 1845 à 1854	De 0 à 10 ans.	487
	Après l'âge de 10 ans.	802
	Total.	1,289

Donc, toutes choses égales d'ailleurs, le nombre des adultes morts de la petite vérole a augmenté de 24 pour 100 en 10 ans, malgré les revaccinations.

Donc, enfin, comme l'a dit M. le professeur Trousseau : « L'immunité attribuée aux revaccinations n'a pas une durée appréciable (2). »

Un médecin ne pouvait dire mieux !

(1) A Paris, la population reste *sensiblement* proportionnelle aux *naissances* contemporaines.

(2) En 1858, à la maison de force de Gand, 180 vaccinés, âgés de de 10 à 70 ans, furent soumis à la revaccination, qui ne réussit que sur 6 d'entre eux. (*Moniteur des hôpitaux*, 17 juin 1858.) Ce fait, attesté par l'inspecteur général Vleminckx, concorde avec ceux qui motivaient l'opinion de l'Académie, avant l'année 1845. (Voir surtout le rapport sur les vaccinations de 1838, publié en 1840.)

IV

PLUS UNE POPULATION EST VACCINÉE, MOINS ELLE PERD D'ENFANTS PAR CONVULSIONS, PLUS ELLE PERD D'ADULTES PAR FIÈVRES CONTINUES ET, EN GÉNÉRAL, PAR TOUTES LES AFFECTIONS DES VOIES DIGESTIVES.

Ce fut en 1815 que le bureau des longitudes de France commença à publier dans son *Annuaire* les décès de Paris, avec distinction d'âge. Il résulte des tableaux successifs ainsi publiés, que sur 1,000 femmes mortes à Paris au-dessus de l'âge de 15 ans, il y en eut, savoir :

En 1813.	86	entre 15 et 25 ans.
En 1814.	91	
En 1816.	102	
En 1817.	127	
En 1818.	135	
En 1855.	191	

Ainsi, de 1813 à 1855, augmentation de. . . . . 122 pour 100
de 1813 à 1818 — . . . . . . 58 —

Ces chiffres authentiques signalent une révolution sanitaire incontestable dans la jeunesse, révolution dont le point de départ est l'année 1813, et qui s'est accrue, avec une incroyable rapidité, dans les cinq premières années de son action.

L'opinion publique s'est grandement émue de ces chiffres déplorables et s'est laissée aller à en voir la cause dans le vaccin semé sur les enfants de Paris, nés depuis 1798, et opérant une réaction terrible à l'âge de puberté.

Cette explication n'a pas été du goût du comité de vaccine, c'est tout simple, et l'Académie de médecine, chargée par l'ordonnance qui l'a créée de propager la vaccine en France, a vu avec un vif chagrin publier ces chiffres accablants.

Heureusement, un docteur (1) s'est rencontré, d'une force d'imagination incroyable, lequel est venu attribuer à l'accroissement anomal de la population juvénile, depuis l'année 1813, l'accroissement des décès de la jeunesse depuis la même époque; soutenant, avec hardiesse, que l'on s'inquiétait à tort et que la mortalité annuelle, entre 15 et 25 ans, n'était pas de nos jours plus forte qu'au dix-huitième siècle, ou que dans l'année 1813! Sur la proposition de l'Académie de médecine, un prix de 500 francs a été décerné, en 1856, à l'auteur de cette hypothèse, que nous allons examiner et discuter avec soin, puisque l'Académie a déclaré l'approuver.

Examen de l'hypothèse du docteur Bertillon.

Il est, dans la vie des femmes, une époque où

(1) «Le rapport des décès des femmes *fécondes* s'est accru, dit-on? Qu'y a-t-il d'étonnant *si leur nombre* RELATIF *s'est augmenté?* » *(Sic.)* — (Dr Bertillon, *Union médicale*, 8 décembre 1855.)

elles avouent leur âge avec candeur; mais cette époque n'a pas une longue durée; il en résulte que les dénombrements de la population féminine, par âge, sont peu dignes de foi, dans leurs chiffres absolus; mais comme cette innocente faiblesse est commune aux femmes de tous les temps, il en résulte aussi que les chiffres, relatifs à deux époques de dénombrement, sont parfaitement comparables entre eux, quoique peu dignes de foi, dans leur isolement.

Cela posé, voici la population relative de la ville de Paris, en 1817 et en 1851, d'après les dénombrements officiels (*Statistique de la France*, t. II).

Sur 1,000 femmes de tout âge, il s'en trouvait à Paris, savoir :

	En 1817.	En 1851.
De 0 à 15 ans.	198	200
De 15 à 25 ans.	206	196
De 25 à 100 ans.	596	604
Totaux.	1,000	1,000

Il est donc plus clair que le jour que la population féminine relative de 15 à 25 ans n'a pas augmenté à Paris et qu'elle a même sensiblement diminué, d'après les dénombrements, bien que la mortalité relative ait plus que doublé à cet âge!

L'hypothèse précitée ne soutient donc pas un instant le regard d'un homme sérieux.

C'est de 25 à 40 ans que la population relative

aurait quelque peu augmenté, si l'on en veut croire ces dénombrements. Les voici :

Répartition comparée de la population féminine de Paris sur 1,000 habitantes.

	En 1817.	En 1851.
De 0 à 15 ans............	198	200
De 15 à 25 ans...........	206	196
De 25 à 40 ans...........	267	311
De 40 à 100 ans..........	329	293
Totaux.......	1,000	1,000

En résumé, il est évident que, prise en masse, la population féminine de 15 à 40 ans se serait accrue, en 34 ans, de 34 habitantes sur 473, soit de 72 sur 1,000, résultat inférieur à celui qu'a donné M. Carnot pour la France entière, et qui n'explique en aucune façon l'accroissement de la mortalité juvénile depuis 1813. — Passons donc à autre chose !...

S'il est des réputations que le temps détruit, il en est d'autres qu'il augmente. De ce nombre est celle de Sussmilch, l'un des plus consciencieux et des plus profonds observateurs de la savante et véridique Allemagne du dix-huitième siècle.

Sussmilch sépare les fièvres en deux catégories bien distinctes, de même que le fait M. le professeur Andral, dans sa clinique médicale.

Il nomme les unes fièvres de *poitrine*, ce qui indique clairement leur siége; les autres fièvres *ar-*

dentes, ce qui a l'inconvénient de n'être intelligible qu'aux médecins. Pour remédier à ce léger défaut, nous les nommerons fièvres *continues*. De cette manière, nous serons mieux compris des gens du monde, prévenus, une fois pour toutes, que sous ce nom sommaire figurent les fièvres continues, dites bilieuses, muqueuses, nerveuses, cérébrales, ataxiques, adynamiques, typhoïdes, etc., tandis que, sous celui de fièvres de poitrine ou pulmonaires, nous comprendrons les maladies des voies aériennes, nommées fluxions de poitrine, pneumonies, catarrhes, etc., n'exceptant que la phthisie, pour suivre l'exemple de Sussmilch et rendre les faits recueillis par lui, de 1758 à 1775, parfaitement comparables aux faits rassemblés, de 1839 à 1848 et dans les années suivantes, par M. Trébuchet, chef du bureau sanitaire de la préfecture de police du département de la Seine.

Or, Sussmilch nous apprend que les recherches qu'il a faites dans le cours du dix-huitième siècle, tant à Berlin que dans 140 villages de Prusse, prouvent que, sur 1,000 décès généraux, on en comptait 200 par fièvres pulmonaires et continues *réunies* (1).

De son côté, M. Trébuchet nous fait connaître qu'à

(1) *Archives statistiques*, 1804, t. II, p. 93 et 94.

Paris, dans la période décennale (1839-1848) qui ne fut, comme la période étudiée par Sussmilch, marquée par aucune épidémie exceptionnelle, sur 510 décès généraux, à domicile, on en compta 189 par ces mêmes fièvres réunies (1), — c'est-à-dire 371 sur 1,000.

Ces deux résultats, rapprochés l'un de l'autre, signalent une augmentation de 171 décès sur 1,000 et conduisent directement à la conclusion suivante :

1° Prise en masse, la mortalité des fiévreux a augmenté de 85 pour 100, depuis le dix-huitième siècle.

Or, il a été démontré, dans les sixième et onzième propositions, que la mortalité, due aux maladies pulmonaires, n'avait pas varié d'une manière appréciable depuis la vaccine.

2° Donc l'augmentation de 171 décès sur 1,000 est afférente aux fièvres continues.

Cela bien compris, la subdivision comparée des fièvres, par espèces, est très-facile à conclure des travaux de M. Trébuchet.

En effet, les 189 décès de fiévreux, correspondants aux 510 décès généraux de (1839-1848) sont ainsi répartis :

Fièvres pulmonaires.	80
Fièvres continues.	109

(1) *Paris médical*, 1852, t. I, p. 147 et 148.

En définitive, sur 1,000 décès généraux, voici la subdivision comparée des fièvres qui ont été mortelles :

Nature des fièvres.	De 1758 à 1775.	De 1839 à 1848.
Fièvres pulmonaires.	157 (1)	157
Fièvres continues.	43	214
Totaux.	200	371

Conclusion

Donc, les fièvres *continues* étaient, de 1839 à 1848, environ cinq fois plus meurtrières que de 1758 à 1775.

Nous disons *environ* parce que, pour préciser avec une plus rigoureuse exactitude, il faudrait connaître le rapport des décès avec les naissances, aux deux époques, mises en parallèle.

Nous admettons ici, avec Buffon, qu'il mourait annuellement à Paris, vers 1767, 1 habitant sur 35; et nous savons que ce rapport était le même vers

(1) Cette proportion s'accorde avec celle donnée par Sussmilch, pour les trois années 1746, 1750 et 1757 réunies, années que les fièvres *continues* rendirent exceptionnellement meurtrières, ce qui le détermina à les séparer des autres. Dans ces trois années, leur mortalité moyenne s'éleva en effet à 69, de 43 qu'il l'avait trouvée. C'est sur ce chiffre, *maximum exceptionnel,* que M. Bayard s'est fondé pour répondre d'une manière péremptoire à M. Bricheteau, que les fièvres continues étaient, de nos jours, *au moins trois fois* plus meurtrières qu'au dix-huitième siècle.

1845 (1). Cela suffit à notre conclusion et, comme on le voit, tous les faits dignes de la confiance publique y conduisent invariablement. Tel est le privilége de la vérité. Le mensonge ne supporte pas de pareilles épreuves; les vaccinomanes l'ont appris aux dépens de leur réputation!...

V

DOCTRINE PROFESSÉE PAR LES VACCINOMÈTRES OU ADVERSAIRES MODERNES DE LA VACCINE (2).

Base de la doctrine établie par M. Carnot.

1° Toute action contraire aux lois de la nature est suivie d'une réaction naturelle égale. S'il en était autrement, la création serait à la merci de la créature, rêve absurde, plus encore qu'impie!...

2° L'action du vaccin, c'est-à-dire l'immunité qu'il procure, dure environ douze ans. La réaction naturelle commence alors et la variole sévit sur les adultes vaccinés. Quant à l'immunité, fort douteuse;

(1) Il doit être bien entendu que, dans ce rapport 1/35, les morts-nés, ne figurant pas au dénominateur, ne sont pas non plus, comme de raison, compris au numérateur.

(2) Les adversaires modernes de la vaccine datent du 11 novembre 1848, jour où M. Arago signala devant l'Académie des sciences l'apparition du premier travail de M. Carnot.

attribuée aux revaccinations, elle a, du moins, une durée trop courte pour qu'on puisse l'apprécier !...

3° Il y a deux espèces de varioles ; l'une externe, l'autre interne ; toutes deux sont dues au même élément morbide (1).

4° La fièvre spécifique qui, seule, caractérise la variole dans tous les cas, s'unit très-facilement aux fièvres continues et aux maladies populaires. Cette union seule rend souvent ces maladies très-dangereuses, soit que la variole se convertisse en la fièvre épidémique de la saison, soit qu'elle ne fasse que s'y joindre (2).

5° Les fièvres continues, nommées bilieuses par Stoll, attaquent généralement les adultes. Il est prouvé, par les relevés cliniques de l'Hôtel-Dieu de Paris, que les vaccinés succombent à ces fièvres en proportion beaucoup plus forte que les non vaccinés !...

6° Le CHOLÉRA a acquis une excessive gravité dans ce dernier quart de siècle et a sévi sur la population adulte, concurremment avec les fièvres intestinales de tout genre. La population vaccinée a été particulièrement victime de ces diverses épidémies.

7° Sous l'influence des maladies aggravées, la pro-

(1) Sydenham, chapitre III, section III.

(2) Stoll, *Aph.* 26, 522, 524, etc.

portion des morts aux malades a doublé dans les hôpitaux militaires. Cette révolution sanitaire a débuté d'une manière bien tranchée à Paris, en 1819, lorsque les premiers vaccinés ont atteint l'âge du recrutement ; elle a progressé depuis !...

8° Sous la même influence, la mortalité des femmes enceintes a augmenté en France, ainsi que le nombre des morts-nés, TRIPLE dans la Côte-d'Or et dans la Sarthe, où l'on vaccine tout le monde, que dans l'Aveyron, où cette pratique est très-peu répandue !

Doctrine explicative.

Le vaccin retardant l'éclosion du germe varioleux, jusque vers l'âge auquel les maladies intestinales sévissent généralement, il est clair que ces diverses maladies doivent être beaucoup plus fréquemment compliquées par la fièvre spécifique de la variole et, par suite, qu'elles doivent être plus dangereuses qu'elles ne l'étaient avant la vaccine.

Cette conclusion est d'une rigueur mathématique.

Commentaire pathologique par MM. Bayard et Ancelon.

La fièvre entéro-mésentérique est-elle une fièvre *typhoïde* comme on a coutume de la nommer, ou une fièvre *varioleuse*, comme le prétendent les adversaires de la vaccine ?

Discussion.

La fièvre entéro-mésentérique est caractérisée par une éruption intestinale qui se rencontre chez tous les sujets qui succombent à cette maladie, ainsi que les autopsies le prouvent.

Le typhus proprement dit ne présente pas, au contraire, dans les autopsies, cette éruption caractéristique. Si l'on pouvait douter de ce fait avant l'année 1854, le scepticisme n'a plus aucune raison d'être depuis la campagne d'Orient et depuis les mémoires présentés à l'Institut et à l'Académie de médecine par MM. Forget, Baudens, Godelier, etc. (1).

Donc 1° la fièvre entéro-mésentérique, présentant un caractère anatomique spécial, qu'on ne rencontre point dans le typhus, a été nommée, à tort, *typhoïde*.

« Dans l'épidémie varioleuse qui régna à Paris, en 1825, dit M. Serres, membre de l'Académie des sciences, deux choses me frappèrent chez les malades vaccinés qui succombèrent. Ce fut, en premier lieu, la marche des pustules, dont les caractères furent analogues à ceux des varioleux non vaccinés ; en second lieu, la coexistence, chez ces deux ordres de

(1) Les médecins militaires ont profité des travaux du docteur Jenner : *De la non-identité du typhus et de la fièvre typhoïde*, etc., traduit de l'anglais par L. Verhaeghe. Bruxelles 1852.

variolés, de l'éruption intestinale, qui caractérise la fièvre entéro-mésentérique (1). »

Entre une opinion et un fait il y a l'infini, comme le disait avec raison Leibnitz. Si M. Serres a émis quelques opinions erronées, ce que nous n'avons point à examiner ici, il est évident qu'il n'a pu se tromper du moins sur le fait qu'il signale, c'est-à-dire sur la coëxistence de l'éruption cutanée de la variole avec l'éruption intestinale, dont on a fait le caractère distinctif de la fièvre continue, nommée entéro-mésentérique par les uns, et typhoïde par les autres.

Donc 2° la fièvre entéro-mésentérique, présentant le caractère anatomique spécial que l'on rencontre dans la variole seule, doit désormais, avec raison, être nommée *varioleuse.*

Théorie.

« L'agent varioleux, dit Stoll, produit l'inflammation des intestins (2). » Corvisart le dit et le professe.

Broussais et Boisseau, MM. Roche et Bégin le répètent. Ce dernier y ajoute le développement instructif qui suit :

« Dans certains cas, dit-il, l'inflammation est tel-

(1) 1847, 3e Mémoire, § 22.

(2) *Aphor.*, 301.

lement violente que l'éruption ne se fait que difficilement ou que, même, elle est entièrement empêchée. Alors la fièvre persiste (1) ! »

Or, cette inflammation intestinale, produite par le début de la maladie varioleuse, inflammation parfois tellement violente que la fièvre persiste et que l'éruption cutanée avorte, — cette inflammation doit évidemment laisser quelques traces sur les malades qui succombent.

Donc, sur les varioleux, vaccinés ou non vaccinés, on doit rencontrer, à l'autopsie, deux éruptions; l'une *primitive,* qui a son siége dans les intestins et correspond à la fièvre primitive; l'autre *secondaire*, qui se fait à la peau et correspond à la fièvre secondaire. C'est précisément le fait signalé par M. Serres!

Mais lorsque l'éruption secondaire est empêchée, comme le dit M. Bégin, et que la fièvre persiste, qu'arrive-t-il?...

Il arrive évidemment que le malade meurt d'une entérite varioleuse, qui ne présente que l'éruption primitive, aggravée sans doute. On dit, dans ce cas, qu'il est mort de la fièvre entéro-mésentérique, ce qui ne caractérise que le siége du mal et non sa nature, tandis qu'on devrait dire qu'il est mort d'une fièvre varioleuse, sans éruption apparente.

(1) *Physiologie pathologique*, p. 245.

Or, l'usage de l'inoculation a prouvé que la variole, ainsi transmise à un sujet parfaitement sain, loin de toute épidémie intercurrente, ne présente aucun danger pour la vie, tandis que pratiquée sur des femmes enceintes ou sur des malades, cette opération a quelquefois les plus funestes conséquences !

Donc, la variole ne devient *mortelle* que par son adjonction à une autre maladie. Lorsqu'elle se marie à une fièvre continue, par exemple, elle peut être interne ou externe, selon que cette union s'est faite avant ou après l'éruption cutanée. Dans le premier cas on la nomme fièvre typhoïde ; dans le dernier, petite vérole, bien qu'en réalité ce soit la même maladie. — C'est ce que nous voulions démontrer.

Examinons maintenant quelle est la proportion des morts aux malades, dans les fièvres continues, dites typhoïdes.

« Dans tous les temps, dit le docteur Graffenauer, dans sa *Topographie médicale de Strasbourg*, publiée en 1816, on a observé dans cette ville des fièvres malignes, nerveuses, putrides, ataxiques, adynamiques. C'est particulièrement dans ces dernières années, et dans le cours de la révolution, qu'elles ont été fréquentes et meurtrières. Elles ont régné épidémiquement dans les années 1793, 1806, 1813 et 1814 ; le germe en fut apporté par les militaires. » (Page 145.)

Le docteur Thouvenel, de Pont-à-Mousson, a

donné plus de détails au sujet des ravages que fit, en 1813 et 1814, cette même épidémie dans le département de la Meurthe, où elle enleva, d'après lui, 94 malades sur 1,000.

Les maladies, à l'état épidémique, sont constamment plus graves qu'à l'état sporadique, comme chacun sait. Pourquoi donc ces mêmes fièvres sont elles plus meurtrières de nos jours qu'en 1813 et 1814? D'où vient que leur mortalité, dans des circonstances pareilles, varie entre 10 et 56 sur 100 malades?

Ce prodigieux écart est constaté dans des ouvrages faits par des médecins honorables et depuis longtemps publiés.

Sur 100 typhoïques, il en meurt, savoir :

10, — d'après MM. Beau et Laroque.
12, — d'après M. Bouillaud.
14, — d'après MM. Grisolle et Piédagnel.
22, — d'après M. Delaharpe.
23, — d'après M. Forget.
33, — d'après MM. Louis et Chomel.
56, — d'après M. Andral (1).

(1) Le rapport 56 pour 100, attribué à M. Andral, résulte d'une *moyenne* prise sur les quatre modes de traitement qu'il indique, savoir :

Méthode	expectante........	23 sur 94
—	purgative.........	9 sur 10
—	tonique...........	26 sur 40
—	par les saignées...	35 sur 74

Il est de toute évidence que les malades de M. Laroque étaient atteints de fièvres moins compliquées, moins graves que ceux de M. Andral, par exemple. Et néanmoins ils étaient encore plus gravement atteints que ceux de Thouvenel, dans la grande épidémie de 1813 à 1814.

Ce problème est complexe et difficile à déchiffrer, il faut en convenir ; cependant sa solution complète semble donnée par le résultat des recherches faites, en 1854, par M. le docteur Perrin, à l'Hôtel-Dieu de Paris. Elles se résument ainsi et jettent une vive lumière sur la question :

« Sur 100 sujets non vaccinés, atteints de fièvres typhoïdes, 8 seulement sont morts (1) !... »

(1) Nous croyons utile de reproduire ici une réplique adressée par nous ; sur ce sujet, à M. Beaugrand, dans le *Journal des connaissances médicales*, le 20 juin 1857.

. . . .

« Sur trente-huit malades non vaccinés, signalés *en détail*, par M. le docteur Perrin, comme atteints de fièvres typhoïdes, il en est mort trois. Voilà le fait !

« En signalant ce fait, M. Perrin a été, pour la vaccine, un *très-imprudent ami*, j'en conviens, car il l'a écrasée d'un lourd pavé pour chasser l'ombre d'une mouche, que déjà M. Bayard avait fait disparaître lui-même. Qu'il en soit chagrin, c'est tout simple ; mais cela, loin d'amoindrir le fait, le rend encore plus grave. Si je suis bien informé, ce fait a déterminé, depuis 1854, de nouvelles et consciencieuses investigations sur le même sujet. J'attendrai que l'Académie de médecine nous en fasse connaître le résultat *authentique* ; si elle évite de le faire, je resterai convaincu tout simplement

Enfin, voici donc un chiffre de mortalité moindre que celui de Thouvenel, dont les malades n'étaient sans doute pas vaccinés non plus, mais dont l'état épidémique aggravait les affections.

Si les non vaccinés sont, en effet, moins gravement malades que les vaccinés, les différences inconcevables signalées précédemment deviennent faciles

que là vaccine n'a rien à gagner à ce que la vérité soit connue et que les vaccinateurs ont tout à y perdre.

« Pour l'amour de Dieu, ne mêlez pas, mon honoré confrère, la *théorie*, œuvre de l'homme, avec le *fait*, œuvre de la nature. Une variole *antérieure* doit-elle être regardée comme créant une chance favorable pour l'individu atteint de maladie *des voies digestives?* J'en suis persuadé; mais entre mon opinion et un fait, l'intervalle est incommensurable. Or, le fait est que la désastreuse épidémie de 1813 n'emporta que le onzième des malades; le fait est qu'entre la proportion *minima* donnée par M. Laroque et la proportion *maxima* donnée par M. Andral, la moyenne est *un tiers*; le fait est que cette proportion — *un tiers* — résulte des longues recherches de MM. Louis et Chomel, et que jamais leurs travaux n'ont été contestés.

« Vous voyez donc bien, mon très-honoré confrère, que, sans avoir besoin de recourir au travail de M. Perrin, on arrive invariablement à cette conclusion de nouveau formulée, sur de nouveaux faits, à la page 44 de votre numéro du 10 juin :

« *Les fièvres continues sont d'autant plus meurtrières que la population est plus vaccinée.* »

« Je m'en tiens à ces faits. Après cela, puisque vous pensez que la fièvre appelée *bilieuse* par Stoll n'est pas celle qu'on nomme *typhoïde* aujourd'hui, que ne vous en prenez-vous à MM. Louis, Dubois (d'Amiens), Valleix, etc., etc., au lieu de vous attaquer à M. Carnot? »

à comprendre. Tout le monde conclura, de ce fait, sans le moindre effort, que sur les malades traités par M. Piédagnel, par exemple, il y avait proportionnellement moins de vaccinés que sur ceux traités par M. Chomel, et que tous les sujets signalés dans le relevé de M. Andral étaient vaccinés très-probablement.

Si la vanité de quelques médecins ne s'accommode pas de cette simple explication, la science médicale ne peut qu'y gagner.

« La médecine, disait le docteur Castel, de regrettable mémoire (1), ne saurait fonder l'étiologie du choléra sur les causes ordinaires d'une épidémie...

« Toute épidémie circonscrit son domaine dans des limites topographiques... En est-il de même du choléra? C'est une singulière épidémie que celle qui embrasse la sphère et s'étend d'un pôle à l'autre! L'étiologie, admise auparavant, ne lui est pas applicable. Ses apparitions, sa marche, ses périodes d'assoupissement et de réveil contredisent les observations recueillies par les auteurs les plus compétents, déconcertent les notions acquises, croisent l'expérience du passé, ne s'accordent avec aucune déduction pathologique, quant à l'hygiène, quant

(1) Séance de l'Académie de médecine, du 25 septembre 1849.

au climat, quant à la part d'influence de l'air, des eaux et des lieux.

« Qu'est-ce donc que cet hôte qui s'est mis en possession de tout le globe et qui se comporte comme se comportait la variole? »

CHERCHONS :

Quel est le fait saillant pour les médecins du dix-neuvième siècle? Quel est le fait incontestable, incontesté même aujourd'hui par ceux d'entre les médecins qui ambitionnent le titre de statisticiens? C'est le déplacement de la mortalité *depuis* la vaccine, si ce n'est *par* elle, n'est-ce pas?

Ce fait a une cause, bien évidemment. Quelle est cette cause, et comment la découvrir?

La réponse est simple. S'il est une maladie *sui generis*, dans laquelle le même déplacement se remarque; s'il n'en est qu'une seule, on peut être certain que c'est en elle que réside la cause du mal.

Eh bien! il en est, en effet, *une seule* qui, de l'enfance, a passé sur l'âge viril. Ce n'est ni la rougeole, ni la scarlatine; celles-ci, dont rien n'entrave la marche, suivent toujours leur ancien sillon. C'est la petite vérole seule, qui a complétement changé de marche. Donc la petite vérole est la cause du mal. — Voilà le premier point!

« Donc le choléra est le successeur de la variole, la dégénération ou plutôt la transformation de la variole; il règne partout parce que la vaccine est partout usitée (1). »

Maintenant, parmi les maladies, non déplacées dans l'âge, quelles sont celles qui sont devenues plus meurtrières?

Sont-ce les maladies des voies aériennes? — Non.

Sont-ce les maladies des voies digestives? La statistique, d'accord avec Broussais, MM. Petit et Serres, Forget (de Strasbourg), etc., etc., dit : — Oui!

Donc, la cause qui réside dans la petite vérole rend plus meurtrières les maladies gastro-intestinales (2).

Voilà le second point établi.

Choléra, typhus, coliques, fièvres continues, etc., c'est tout un devant la cause; celle-ci complique toutes les maladies dont le siége est dans les voies digestives, sans cependant en changer le caractère primitif. Ces maladies, ainsi compliquées, ne se ressemblent pas plus que l'acide sulfurique ne ressemble

(1) Castel, *loc. cit.* — J'ai vu, dans le cours de l'épidémie de 1854, une jeune femme vaccinée atteinte d'une suette qui passa au choléra et se termina heureusement par une variole discrète. M. Zandyck dit avoir observé plusieurs faits analogues à Dunkerque en 1849. (*Annales médicales de la Flandre occidentale*, 1857.)

(2) « Si la *psorie* est une éruption comme celle qui s'opère sur la peau dans la variole, M. Serres, ainsi que je l'ai déjà dit, aura résolu le plus grand des problèmes, en saisissant ce rapport, et aura rendu à l'humanité le plus grand des services. » (*Etudes anatomiques* par V. Bally, 2e partie, § 54, page 62. Paris 1856).

à l'acide azotique, ou celui-ci à l'acide carbonique, bien que ces acides soient tous composés d'oxygène.

Qu'on relise Sydenham et l'on verra, section III, qu'à la petite vérole régulière de 1667 succède la *variolosa febris* de 1668, la dyssenterie de 1669 et le *choléra morbus* le plus violent qu'il ait rencontré !

Que le choléra vienne de l'Inde ou n'en vienne pas, qu'est-ce que cela fait à la cause? Elle se marie avec lui, indigène ou exotique, et le rend contagieux pour ceux qui n'ont pas eu la petite vérole (1).

Voici, à cet égard, les faits les plus instructifs. En 1854, 40 soldats, venant de Marseille, sont débarqués à Constantinople, atteints du choléra, qui se répand parmi les populations étrangères et ménage la population turque ! Russes, Anglais, Français, ont la maladie cholérique. Les Piémontais arrivent, la prennent en 1855, perdent 60 hommes par jour, tandis que les Turcs n'en perdent point !... Cependant ils sont campés, côte à côte, sur les rives de la Tchernaïa !

Un médecin, revenant de Crimée, attribuait cette immunité à la circoncision, et proposait de circoncire nos soldats. Cette explication burlesque rappelle cer-

(1) Ici nous sommes parfaitement d'accord avec le secrétaire du conseil de l'Académie de médecine qui professe cette opinion : « Un peu plus tôt, un peu plus tard, la nature a voulu que nous eussions *tous* la petite vérole. »

taines hypothèses hasardées par certains médecins, sur les vertus anticholériques de certaines pierre ou de certains métaux.

Pour nous, les Turcs du dix-neuvième siècle sont en tout semblables à ceux du dix-huitième, tandis qu'il n'en est pas de même des Russes, des Anglais, des Français, des Piémontais, qui sont VACCINÉS.

Le choléra a ses allures particulières. Il n'a pas visité Versailles parce que, disent les étiologistes quand même, cette ville est élevée et sans rivière. Or, il est entré à Château-Chinon, bien autrement élevé et n'est pas venu à Lyon, ville sale à faire reculer et parcourue par les eaux de deux grandes rivières!... O hygiénistes!

« Jusqu'à présent, s'écriait M. Castel, les statistiques relatives au choléra n'ont eu pour objet que l'énumération des attaques, les proportions entre le chiffre des malades et le chiffre des décès. J'ose en appeler une autre : celle-ci mettrait en regard, d'un côté, le nombre des individus qui ont été frappés par le choléra, quoiqu'ils eussent subi la variole, et du côté opposé, le nombre de ceux qui, n'ayant subi la variole ni après ni avant la vaccination, ont été frappés par le choléra. Je n'hésiterais point à prédire qu'elle aura pour résultat de constater qu'en France et dans les autres pays, l'épidémie cholérique a épargné les personnes qui avaient eu la variole. Les exceptions sont rares et laisseront sa valeur péremptoire à un fait qui, d'ailleurs, s'accorde avec les données physiologiques. Une statistique ne se dresse point en quelques jours; celle que j'ai entreprise justifie, quant au passé, l'étiologie que j'expose (1). »

En résumé, si la petite vérole n'était pas, depuis Jenner, une maladie de la jeunesse galante, le *trousse-galant* du dix-huitième siècle ne serait pas plus grave qu'il n'était alors et ne serait que très-rarement contagieux. Il en serait de même du typhus et des fièvres continues.

VI

LA VACCINE N'EXERCE AUCUNE INFLUENCE SENSIBLE SUR LA TERMINAISON DES MALADIES PULMONAIRES ET SCROFULEUSES.

Quant aux maladies pulmonaires et autres, non aggravées par la variole, MM. Carnot (2) et Bayard (3) ont démontré, par des faits et par des chiffres inattaquables et inattaqués jusqu'ici, que « la population flottante de Paris, quoique la moins vaccinée, est cependant celle qui perd le plus de monde par suite de ces affections. »

(1) *Loc. cit.* — Voir, à ce sujet, la douzième proposition (*Partie mathématique*).

(2) *Journal des connaissances médicales*, du 10 juin 1857.

(3) *Journal des connaissances médicales*, du 30 juin 1857.

Déjà Stoll avait dit : « La petite vérole a plus d'affinité pour les fièvres bilieuses, putrides, malignes et, en général, pour les maladies nommées gastriques, en raison de leur siége, que pour aucune autre (1). »

Pourquoi ?

Stoll déclare franchement qu'il n'en sait rien ; mais M. Serres nous fait connaître la cause réelle de cette différence. La voici :

La variole est une maladie à germe ou à semence Tous les médecins le reconnaissent, et M. Bousquet le premier. Que ce germe soit ou non inné, cela n'est d'aucune importance dans la question qui nous occupe. Libre à chacun d'en penser ce qu'il voudra.

Or, aucun *germe*, aucune *semence* ne peuvent éclore au contact de l'air. — Donc, la variole ne peut éclore dans les voies aériennes.

Cette explication est d'une admirable simplicité et montre que les sciences d'observation se réunissent pour apporter leur contingent de preuves, à l'appui de l'analyse sévère employée dans les recherches patientes et scrupuleuses de M. Carnot.

(1) STOLL, *Médecine pratique*, chapitre XII.

CONSIDÉRATIONS GÉNÉRALES

CHAPITRE III

« C'est en comparant les faits et en saisissant leurs rapports, que l'homme est enfin parvenu à découvrir quelques-unes des grandes lois de la nature. »

LAPLACE.

Les attaques sérieuses dirigées contre l'influence de la vaccine sur la population française ont provoqué une défense tellement faible que l'opinion publique s'en est émue, et que l'attention des médecins et des hommes d'État s'est reportée sur la pratique de l'inoculation, abandonnée depuis plus d'un demi-siècle. A cet égard, on peut citer les leçons de clinique de M. le professeur Trousseau en 1853, les expériences faites à Lyon vers la même époque, enfin la décision prise récemment par le ministre de la guerre, relativement aux candidats pour les écoles militaires : « s'ils n'ont pas eu la petite vérole, ils doivent avoir éte vaccinés ou *inoculés*. » L'adjonction de ce mot, après un long oubli, est un fait significatif.

Nous avons dès lors pensé qu'il serait prudent, pour éviter peut-être un nouvel engouement irréfléchi, de mettre sous les yeux du public le tableau comparatif de la mortalité de Londres, avant et après l'année 1715, qui fut, comme on le sait, l'origine de cette innovation en Angleterre.

I

NATURE. — INOCULATION. — VACCINE.

Tous les hommes d'intelligence qui, au lieu de se laisser égarer par des assertions systématiques plus ou moins mensongères, se sont donné la peine d'étudier avec soin l'histoire de la petite vérole naturelle, savent que cette maladie figurait au dix-huitième siècle, pour *un douzième*, dans les décès généraux des grandes villes de l'Europe. Ils savent, en outre, qu'en moyenne générale la mort enlevait *le sixième* des sujets atteints de cette maladie. Ces deux faits, rapprochés l'un de l'autre, ont pour conséquence immédiate et forcée la conclusion suivante :

La moitié de la population de Paris, de Londres, de Berlin, etc., etc., échappait à la variole *éruptive*.

Voilà tout ce qu'il est permis d'affirmer avec certitude.

Lorsque l'inoculation fut importée à Londres, cette

ville renfermait donc un grand nombre d'individus de tout âge, qui, n'ayant jamais eu d'éruptions varioleuses, s'empressèrent d'avoir recours à cette pratique. L'histoire de cette époque le constate et il est nécessaire de se le rappeler, pour la parfaite intelligence des faits qui vont suivre.

De 1686 à 1696, on comptait dans cette ville, en moyenne annuelle, 14,686 naissances et 21,962 décès, y compris les morts-nés, soit 150 décès pour 100 naissances.

De 1749 à 1759, on y comptait 14,750 naissances et 21,441 décès, y compris les morts-nés, soit 145 décès pour 100 naissances (1).

Cette diminution de 5 décès par 100 naissances ne constitue pas un grand progrès, sans contredit, si l'on met en regard les espérances flatteuses que cette pratique avait fait concevoir aux savants et si on la rapproche surtout du mirage séduisant que présenta la vaccine à son aurore. Voici, en effet, les chiffres de l'état civil de Paris, à dix ans de distance, en 1801 et 1811, extraits des *Recherches statistiques*, publiées en 1823 :

Époques.	Décès.	Naissances.	Rapports.
1801.......	20,767	19,670	106 pour 100
1811........	16,029	21,168	76 pour 100
		Diminution.......	30 pour 100

(1) Tables de Corbyn-Morris, citées par Buffon.

Ce résultat phénoménal eut la durée d'un éclair! Les décès, à dater de 1811, reprirent une marche ascendante progressive et, dans la période décennale 1840-1850, le rapport des morts aux nouveaux-nés était, en France comme à Paris, revenu à l'état normal du dix-huitième siècle, de 1770 à 1785, et l'avait même dépassé (1)!...

Cette action et cette réaction remarquables furent évidemment produites par le déplacement de la mortalité, sous l'influence de l'immunité temporaire dont jouirent les enfants vaccinés, et il en résulta un accroissement inattendu, prodigieux, de population impubère. La mort prélève maintenant sur l'âge viril le tribut que l'enfance acquittait avant la découverte de la vaccine. Ce fait, contre lequel on a protesté dès l'abord, a été, depuis, si minutieusement et si clairement démontré, qu'il n'est plus mis en doute, à l'heure qu'il est, par aucun homme d'intelligence disposé à le vérifier par lui-même.

Cela posé, il est très-important de savoir si l'inoculation produisit, dans la répartition des décès par âge, un effet semblable ou contraire à celui de la vaccine. Or, les chiffres précédents ne suffisent pas pour éclaircir ce fait. De plus, les tables de mortalité par âge, dressées par Corbyn-Morris et citées par Buffon, sont relatives à la période trentenaire 1728

(1) *Annuaires* de 1842 à 1852.

à 1758, postérieure à l'inoculation. Il faut donc, pour avoir des éléments comparatifs qui permettent d'arriver à la solution approximative de ce grand problème, recourir au tableau des décès de Londres de 1675 à 1750, détaillé par nature de maladies et publié en 1804, sous le ministère de Chaptal, dans le deuxième volume des *Archives statistiques* de la France, à la page 91.

Il nous a paru convenable d'établir cette comparaison entre les trente premières années et les vingt-cinq dernières de cette longue série de 75 ans. Dans chacune de ces deux grandes périodes, Londres compta plus de 500,000 morts. On peut donc, sans défiance, admettre les résultats moyens de ces époques mises en parallèle, surtout lorsqu'ils présentent des différences nettement tranchées. Voici ce tableau comparatif, relativement à mille décès généraux.

Mortalité comparée de Londres, avant et après l'inoculation.

Maladies causes de mort.	Avant.	Après.	En plus.	En moins.
Morts-nés par fausses couches	39	22	»	17 enfants.
Femmes mortes en couches.	13	9	»	4 adultes.
Maladies des voies digestives (1)	103	12	»	91 adultes.
Hydropisies, enflures, obstructions	61	46	»	15 adultes.
Varioles et exanthèmes divers	90	91	1 enfant.	»
Convulsions et dentition	254	327	73 enfants.	»
Fièvres de poitrine (2)	154	157	3 tout âge.	»
Phthisie, étisie, consomption	167	193	26 tout âge.	»
Accidents, maux divers	58	64	6 tout âge.	»
Vieillesse, apoplexies	61	79	18 vieillards.	»
Totaux	1,000	1,000		

(1) L'auteur du tableau original a compris sous le nom de *coliques* toutes les maladies des viscères, et a d'ailleurs eu soin d'en prévenir à la page 92. Nous avons jugé plus convenable de les désigner sous ce titre : *Maladies des voies digestives.*

(2) Sous le nom de *fièvres*, il n'a compris, en conséquence, que les fièvres de poitrine. Nous avons cru nécessaire de l'indiquer expressément, bien que leur chiffre relatif — 15 à 16 pour 100 — pût y suffire; car il n'a pas varié sensiblement depuis cette époque. Tel il était, à Londres, à Berlin, avant comme après l'inoculation, tel il est à Paris encore aujourd'hui! (*Annales d'hygiène.* — Mortalité de 1839 à 1848.)

Entre les personnes qui appellent de leurs vœux un retour à l'inoculation, il en est qui, comme M. Trousseau, prétendent la réglementer et d'autres qui veulent, au contraire, qu'on lui laisse toute liberté. Les premières craignent la contagion épidémique; les autres disent que, la maladie varioleuse étant une nécessité de l'espèce humaine, il vaut mieux en être atteint dans l'enfance que plus tard; que l'inoculation doit, en conséquence, être universelle si on la réglemente et sans aucune entrave, si on ne la rend pas universelle. Ils ajoutent, et nous partageons cet avis, que l'inoculation non obligatoire, pratiquée dans des maisons à ce destinées spécialement, comme le veulent les nouveaux adeptes de cette doctrine, présenterait les mêmes inconvénients que l'on reproche à la vaccine, c'est-à-dire que la variole ne serait que retardée. Une première faute commise, disent-ils, doit au moins servir à en éviter une seconde du même genre; l'inoculation doit donc, en définitive, pour être vraiment utile à la nation, être obligatoire pour tous ou absolument libre d'entraves; il n'y a pas de milieu!...

Conclusion.

Le tableau précédent montre avec évidence que l'inoculation *libre* a donné un résultat *diamétralement* opposé à celui de la vaccine, c'est-à-dire :

1° Diminution des morts-nés;

2° Diminution des maladies puerpérales;

3° Diminution des maladies gastro-intestinales;

4° Augmentation des convulsions;

5° Permanence des fièvres éruptives.

Les voies aériennes ne sont affectées ni par l'une ni par l'autre de ces pratiques, ce qui est très-remarquable.

En définitive, l'inoculation libre déplace la mort en la rejetant sur l'enfance, tandis que la vaccine la déplace aussi, mais en la reportant sur la période productive de la vie humaine.

La vaccine, en détruisant les forces productives d'une nation et augmentant ses consommateurs improductifs, la conduit nécessairement à la misère et à l'abjection. L'inoculation libre, en détruisant les enfants malingres et maladifs, prépare une génération virile herculéenne, semblable à celle dont se composaient les légions romaines, avant que Jules César eût donné aux médecins le droit de bourgeoisie à Rome.

L'inoculation réglementée et obligatoire n'aurait pas un pareil résultat, très-probablement. La population malingre augmenterait et, de l'union des êtres chétifs ainsi conservés, sortiraient des produits également chétifs, des bouches *inutiles*.

Sans appliquer les lois barbares de Lycurgue, il suffit, en résumé, de laisser agir librement la nature dans les campagnes, et de lui venir en aide dans les villes, en y pratiquant chaque année un certain nombre d'inoculations. De cette manière et sans entraver la liberté des familles, on obtiendrait le résultat avantageux que voulait atteindre le législateur de Sparte.

Pour juger en effet de la prodigieuse différence que présente la variole dans les villes et les campagnes, il suffit de jeter les yeux sur les résultats signalés en Prusse par les importantes recherches de Sussmilch, vers 1770. Sur 1,000 morts, étaient enlevés par la *variole*, savoir :

1° Dans la ville de Berlin........	83
2° Dans 140 villages prussiens. . .	151
DIFFÉRENCE...........	68 (1).

(1) Par une compensation digne de remarque, sur les 1,000 décès, on en comptait, par *convulsions*, savoir :

1° Dans la ville de Berlin........	205
2° Dans 140 villages...........	119
DIFFÉRENCE..........	86

Remarquons en outre que les décès par *convulsions*, qui comptaient, au dix-huitème siècle et avant la pratique de l'inoculation, pour *un cinquième* au moins dans les décès généraux des grandes villes, telles que Londres et Berlin, ne figurent plus aujourd'hui que pour *un vingtième* au plus dans ceux de Paris, ainsi qu'il résulte des recherches publiées par M. Trébuchet, sur la mortalité de la période décennale (1839-1848). — (*Annales d'hygiène.*)

Ce fait concorde avec l'OBSERVATION, placée à la suite de la première proposition de M. Carnot.

Ce résultat est excessivement remarquable et prouve, sans amphibologie, que la robuste constitution des campagnards n'est pas due aux petits soins dont on entoure les enfants des grandes villes.

« Thétis, dit l'immortel auteur de l'*Émile*, Thétis, pour rendre son fils invulnérable, le plongea dans les eaux du Styx ; cette allégorie est belle et claire !... Presque tout le premier âge est maladie et danger, voilà la règle de la nature : pourquoi la contrariez-vous ? Ne voyez-vous pas qu'en pensant la corriger, vous détruisez son ouvrage ?... »

Ne semble-t-il pas que le philosophe de Genève ait deviné l'empirique de Londres ? Hélas ! la leçon fut perdue ! Chose remarquable entre toutes, le char du vaccinateur fut suivi précisément en France par les plus grands admirateurs de Rousseau, par ses plus fougueux élèves. Ils l'avaient dépassé dans l'application de ce qu'il nomme des rêveries politiques ; ils refusèrent de croire à sa parole dans ses observations sur la nature !

Nous ne sommes donc qu'avec certaines restrictions, comme on le voit, partisan de l'inoculation, à titre de mesure préventive ; dans tous les cas, nous la voulons libre d'entraves.

Néanmoins, dans l'état actuel des choses, nous pensons que l'inoculation des adultes serait *le seul* remède à opposer aux conséquences désastreuses produites par la vaccine, si toutefois l'expérience prouve, comme nous le croyons, que l'adulte vacciné peut être inoculé sans danger sérieux, lorsqu'il est d'ailleurs en très-bonne santé et qu'aucune épidémie intercurrente ne règne.

Il conviendrait donc de remplacer la revaccination, au moins inutile, des adultes, par leur inoculation, faite avec toutes les précautions convenables et *jamais* dans la grossesse.

II

ENQUÊTE SUR LA VACCINE, FAITE DANS LES DÉPARTEMENTS DE LA MEURTHE ET DE LA MOSELLE.

« Les grands problèmes d'arithmétique se résolvent, en général, par des rapports. Or un rapport, de même qu'une fraction, se compose de deux termes qui doivent être homogènes. Cette dernière condition est inexorable; qu'on veuille bien ne plus l'oublier. Cela posé, il est clair que la population *féconde* est seule homogène avec les naissances, comme l'arbre est homogène avec ses fruits. Quant à la population totale, elle n'est homogène ni avec les naissances, ni avec les décès *isolés*, mais bien avec leur *différence*, de laquelle résulte son accroissement normal. Cela est évident!.. Voilà pourtant ce que n'ont pas compris les statisticiens modernes. Ainsi :

« 1° Le rapport de la population aux naissances, qu'ils décorent du nom de vie moyenne, est hétérogène, et par suite vicieux;

« 2° Il en est de même du rapport des décès à la population, qu'ils nomment : danger de mort (1). »

En définitive, pour apprécier sainement la situation d'un pays, à quelque époque que ce soit, il faut rejeter tout rapport hétérogène et se borner aux rapports *homogènes*, seuls mathématiques, seuls éternellement comparables, tels que le rapport des décès aux naissances et celui des naissances aux mariages.

L'enquête suivante, publiée par M. Carnot dans le *Journal des connaissances médicales* du 30 décembre 1857, peut servir de modèle en ce genre de travail.

Enquête.

« Les départements de la Meurthe et de la Moselle, enfants jumeaux de la Lorraine, régis par les mêmes lois, par les mêmes coutumes séculaires, sont sensiblement identiques pour leur superficie, leur agriculture, leur industrie, leur commerce et leur population. Ils me semblent désignés par la Providence pour servir de base à une enquête sérieuse au sujet de la vaccine, puisqu'ils ne diffèrent l'un de l'autre, en réalité, que sous le rapport de leur zèle pour la propagation de

(1) Extrait du journal *l'Univers*.

ce spécifique, zèle ardent chez les habitants de la Meurthe et tiède chez ceux de la Moselle, ainsi qu'il est facile de s'en convaincre par la lecture des rapports officiels sur ce sujet, faits annuellement au ministère par l'Académie de médecine.

« De 1801 à 1856, neuf recensements authentiques ont été faits dans l'un et l'autre département, aux mêmes époques. Pour en déduire des résultats dignes de confiance, je les ai réunis trois par trois, afin de pouvoir présenter aux lecteurs trois dénombrements moyens, relatifs aux années moyennes 1809, 1836, 1851. Voici ce premier travail :

Années de recensement.	Années moyennes.	MEURTHE. Habitants.	MOSELLE. Habitants.
1801 — 1806 — 1820....	1809	362,634	372,222
1831 — 1836 — 1841....	1836	428,179	428,188
1846 — 1851 — 1856....	1851	440,262	452,974

Première conclusion.

« La population de la Meurthe, moindre que celle de la Moselle vers 1809, a, vers 1836, atteint un chiffre égal; puis elle lui est de nouveau devenue inférieure vers 1851. Ce mouvement *alternatif*, semblable à l'oscillation d'un pendule, est, pour le géomètre, le signe caractéristique d'une action temporaire de l'art, suivie d'une réaction forcée de la nature. C'est l'un des principes fondamentaux de la mécanique rationnelle.

« Examinons maintenant comment cette action et cette réaction se sont exercées et sur quelles périodes de la vie humaine leur influence s'est fait sentir.

« En comparant les tableaux du recrutement des classes de 1853 et 1854 aux naissances mâles de 1833 et 1834, on voit que 1,000 garçons nouveaux-nés produisent 592 hommes de 20 à 21 ans dans la Meurthe, — 562 dans la Moselle. D'après les travaux de Demonferrand, il est admis, en outre, que le nombre des hommes et des femmes qui atteignent cet âge est le même, bien que les naissances des deux sexes soient inégales en nombre. De là, ressort cette conclusion :

Deuxième conclusion.

« *Mille* naissances, dans les proportions sexuelles ordinaires, produisent 305 filles de 20 à 21 ans, dans la Meurthe, et 290 dans la Moselle ; mais comme il est prouvé par l'expérience, du moins à Paris, que 20 pour 100 meurent célibataires entre 50 et 70 ans, âge auquel tout espoir d'union conjugale est perdu pour elles, on ne peut estimer à plus de 80 pour 100 le nombre de celles qui se marient et, par conséquent, à plus de 244 dans la Meurthe et de 232 dans la Moselle, le chiffre des mariages contractés par des *filles*, soit avec des garçons, soit avec des veufs.

« La vaccine, plus répandue dans le premier département, y conserve donc plus de *mineurs* que dans le second. Telle est son action incontestable, et dès lors il est facile de comprendre pourquoi, de 1809 à 1836, la population de la Meurthe a plus augmenté que celle de la Moselle et de conclure que la différence consiste principalement en enfants et en adolescents.

« L'action étant désormais bien connue, passons au détail de la réaction.

« L'état civil de ces deux départements présente, de 1845 à 1854, les résultats suivants, relatifs à 1,000 naissances contemporaines des deux sexes :

Départements.	Mariages.	Naissances.	Décès.	Différences.
Meurthe.	300	1,000	944	56
Moselle.	237	1,000	778	222

En plus, dans la Meurthe.	Mariages. . .	63
	Décès.	166

« A l'aspect seul de ces chiffres, surgit une question qu'on ne peut laisser sans réponse positive sans avouer, par là même, l'insuffisance de son propre jugement.

« Question. — Comment expliquer correctement cette augmentation simultanée de décès et de mariages à égalité de naissances, dans deux contrées voisines et semblables ?

« Réponse. — On a vu que les décès de mineurs

sont moindres de 30, dans la Meurthe que dans la Moselle, relativement à un nombre commun de 1,000 naissances des deux sexes. On voit ici que, dans ces mêmes conditions, les décès généraux y sont plus nombreux de 166. Donc les décès de majeurs, dans le premier département, dépassent ceux du second de 196.

« Or il y a deux catégories de majeurs très-distinctes, surtout parmi les femmes. La première comprend les jeunes et fécondes; la seconde se compose des vieilles et stériles. L'augmentation des décès a-t-elle porté sur les unes ou sur les autres? Voilà ce qu'il faut éclaircir, car là est le *nœud* de la question.

« Cela posé, il est évident que si la mort n'eût frappé que des stériles, le chiffre des naissances, qui était de 12,542 dans la Meurthe en 1845, n'y serait pas descendu progressivement à 9,962 en 1854.

« Donc, l'augmentation des décès a porté principalement sur les habitants *dans la force de l'âge.*

« Dès lors tout s'explique facilement. En effet :

« 1° Quand la mort frappe la population *virile*, elle augmente le nombre des veuves. Celles-ci, jeunes encore, se remarient facilement; mais comme une femme n'a pas plus d'enfants avec deux maris successifs qu'avec un seul qu'elle conserve en bonne santé, ces mariages en secondes noces n'augmentent pas le nombre des naissances du pays. Ainsi, on a prouvé, dans la deuxième conclusion, qu'il se faisait environ 244 mariages de *filles* dans la Meurthe, et 232 dans la Moselle. Donc, d'après le nombre total des unions conjugales, porté dans le tableau précédent, on arrive à cette conclusion précise :

« Toutes choses égales d'ailleurs, il se fait environ 5 mariages de *veuves* dans la Moselle, pour 56 dans la Meurthe !...

« La réponse est positive, complète et incontestable.

« 2° Quand la mort frappe la population *féconde*, la durée des premiers mariages est moindre; les naissances diminuent et la décadence du pays arrive par deux côtés à la fois, comme arrive celle d'une maison de commerce par suite de la diminution des recettes, coïncidant avec l'accroissement des dépenses.

« Voilà pourquoi l'excédant des naissances sur les décès, qui constitue l'accroissement normal de la population, a été quatre fois plus grand dans la Moselle que dans la Meurthe, à égalité de naissances, ainsi que l'indique le petit tableau qui précède. Voilà aussi pourquoi le nombre de leurs habitants, égal vers 1836, différait de 12,712 vers 1851, comme on le voit au début de cette ENQUÊTE !...

Troisième conclusion.

« La diminution du rapport des naissances aux mariages, si rapide depuis 1820, par toute la France, et plus particulièrement, dans les départements très-vaccinés, ne peut s'expliquer correctement par la stérilité plus grande des femmes, et n'a d'autre motif que leur mort prématurée !

« Ce rapport, comme il a été démontré dans la *Revue médicale* du 15 février 1854, sert de mesure pour apprécier la *virilité* comparative des diverses provinces d'un même pays. Voici quel a été son chiffre, à 31 ans d'intervalle moyen, dans les deux départements mis en parallèle :

RAPPORT DES NAISSANCES AUX MARIAGES.

Époques comparées.	Meurthe.	Moselle.
De 1817 à 1820.	4,77	4,71
De 1845 à 1854.	3,33	4,22

« Ainsi la Meurthe, qui produisait plus d'enfants par mariage que la Moselle, avant 1821, n'en produit pas aujourd'hui les *quatre-cinquièmes* !...

« Est-il besoin de répondre à certaines hypothèses du grand prêtre de la vaccine que, si les maris de la Lorraine pratiquent la *contrainte morale* quelquefois, le plus simple bon sens dit qu'ils n'en font pas un usage plus immodéré à Nancy qu'à Metz, à Toul qu'à Thionville ?... Il faut être bien à court de raisons pour imaginer de semblables puérilités et singulièrement halluciné pour avoir la présomption de les faire accepter par des hommes sérieux !

« J'ai dit et démontré souvent, dans ce journal, que le nombre des enfants morts-nés était en raison directe de la mortalité des femmes pubères. Les deux départements sur lesquels porte cette enquête nous en offrent une nouvelle preuve. Dans la période quinquennale 1850-1854, on a enregistré dans la Moselle 369 morts-nés, pour 10,000 viables et, dans la Meurthe, 553 — moitié en plus !... Est-ce clair ?

« J'ai également démontré, dans ce même journal, que les années cholériques étaient plus meurtrières dans les pays très-vaccinés que dans ceux qui l'étaient peu. Ces deux départements nous présentent, en 1854, une nouvelle preuve de ce fait remarquable, ainsi qu'il est aisé d'en juger par les lignes qui suivent :

Décès annuels moyens.	Meurthe.	Moselle.
De 1845 à 1853.	10,148	9,463
Dans l'an 1854.	14,236	12,915

Augmentation en 1854.	Meurthe.	4,108
	Moselle.	3,452

« Est-ce clair ?

« Enfin, le propriétaire et rédacteur en chef de ce journal a démontré que la mortalité n'était pas en raison *inverse* du nombre des médecins (1). Ces

(1) Ce fait remarquable, si rigoureusement prouvé par M. le

deux départements en fournissent une nouvelle preuve. D'après l'*Annuaire médical* de 1850, il se trouve trois médecins dans la Meurthe, pour deux dans la Moselle ! Est-ce clair ?... »

III

TABLEAU DE LA RÉVOLUTION SANITAIRE EN FRANCE DE 1816 A 1856.

« Si les hommes, dit Malebranche, avaient quelque intérêt à nier les vérités géométriques, ils leur opposeraient des paralogismes absurdes. »

Les partisans intéressés de la vaccine ont pleinement justifié la boutade du célèbre oratorien. Comme les adversaires de cette prophylaxie ont été les premiers à dire et à démontrer que le nombre des malades n'était guère aujourd'hui que les sept neuvièmes de ce qu'il était au dix-huitième siècle, les vaccinomanes, s'emparant de ce fait isolé, se sont empressés d'imprimer que, de l'aveu même de ses

docteur Caffe, — assurément bien désintéressé dans la question, — ce fait est impossible à expliquer honorablement pour les médecins de la France, au point de vue des partisans de la vaccine, tandis qu'il s'explique, avec une facilité merveilleuse, au contraire, par cet aphorisme des *vaccinomètres* :

Plus il y a de *médecins*, plus il y a de *vaccinés* et, par conséquent, plus il y a de *décès*, toutes choses égales d'ailleurs.

ennemis, la découverte de Jenner « est un immense service, rendu à l'humanité. »

Il en serait ainsi, sans aucun doute, si la proportion des morts aux malades était restée la même ; mais c'est précisément tout le contraire qui est arrivé ! Ce fait a été surabondamment démontré par M. Carnot dans sa quatrième proposition ; messieurs les vaccinomanes le savent fort bien et, s'ils feignent de l'ignorer, c'est, de leur part, toujours la même tactique, usée à force de longs services et pouvant à peine aujourd'hui tromper les femmes et les enfants.

C'est à dater de l'an 1818, comme on l'a vu dans les quatrième et huitième propositions, qu'a commencé l'aggravation des maladies de la jeunesse, en France. C'est, par suite, à dater de cette époque que le rapport des morts aux nouveaux-nés a de plus en plus augmenté. Voici, à ce sujet, le tableau sommaire des décès et des naissances dans le cours des quarante années écoulées, du 1er janvier 1816 au 1er janvier 1856.

MOUVEMENT ANNUEL MOYEN.

Epoques.	Décès (1).	Naissances.	Rapport.
De 1816 à 1817.	708,465	956,705	0,74
De 1818 à 1829.	754,898	969,457	0,78
De 1830 à 1841.	810,748	967,896	0,84
De 1842 à 1853.	824,325	968,046	0,85
De 1854 à 1855.	964,801	911,610	1,06

(1) Non-compris les morts-nés, évalués, de 1816 à 1838, à 3 pour 100 naissances viables.

Dans le dix-huitième siècle, de 1770 à 1784, on comptait 85 décès, non compris les morts-nés, relativement à 100 naissances contemporaines, tout comme de 1842 à 1853.

Ce tableau montre donc très-clairement comment s'est opéré le déplacement de la mortalité. Jenner mérite d'être nommé le conservateur de l'enfance et le destructeur de la jeunesse.

La révolution sanitaire a pris, à dater de 1854, de si effrayantes proportions que les publicistes s'en sont émus et ont cherché à expliquer les faits qu'ils ne pouvaient plus révoquer en doute par des raisons d'avocat. Entre autres, M. Legoyt, chef du bureau de statistique, a cru devoir attribuer la décadence trop sensible du pays à la cherté des subsistances et a donné, comme certitude, cette hypothèse insoutenable en présence des faits. Cet incroyable aplomb a provoqué l'article suivant du docteur Caffe, article aussi précis et aussi substantiel que sont faibles ceux signés par MM. Legoyt et Boniface (1).

(1) Ces messieurs ont invoqué, à l'appui de eur thèse, les années 1846 et 1847. Le choix n'est pas heureux ; car comparées à 1816 et 1817, ces deux années, beaucoup moins calamiteuses sous le rapport des subsistances, présentent néanmoins une augmentation moyenne de 135,297 décès !...

ARTICLE DU DOCTEUR CAFFE

Problème important non résolu. — Tableau comparatif des naissances et des décès en France, à 38 années d'intervalle et à deux époques de cherté des subsistances.

MOUVEMENT ANNUEL MOYEN.

Époques biennales.	Naissances.	Décès.
1816-1817.	956,705	708,465
1854-1855.	911,510	964,801

Différences.	En moins.	45,095 naissances.
	En plus.	256,336 décès.

« Donc, la différence dans l'accroissement normal de la population, qui résulte de l'excédant des naissances sur les décès, a été de 301,431 habitants !

« Sur cette différence *annuelle*, les transcriptions faites en 1854-1855 des décès de la Crimée figurent pour 20,000 en moyenne, d'après le *Constitutionnel*. Le choléra n'a pas enlevé non plus au delà de 80,000 habitants par année, ou de 160,000 pour la période biennale. Donc, la perte réelle comparative est d'environ 200,000 habitants en douze mois, perte que MM. Legoyt, dans le *Journal des Économistes* et Boniface, dans le *Constitutionnel*, ont cru devoir attribuer à la cherté des subsistances, bien que cette cherté ait été notoirement moindre en 1854 et 1855, qu'en 1816 et 1817!... Évidemment, l'explication donnée par ces deux publicistes, sans hésitation aucune, prouve qu'ils n'ont pas eu l'idée d'établir une comparaison entre deux époques marquées par des privations au moins égales, et ne peut en conséquence soutenir un instant d'examen sérieux. La cause primitive de cette prodigieuse révolution sanitaire est à trouver et constitue le plus important des problèmes, dans la situation actuelle de l'Europe.

« L'erreur des deux économismes cités est encore plus manifeste, si l'on réfléchit que la fortune publique et privée, que les relations commerciales, que les moyens de transport très-augmentés, ont fait qu'en 1854 et 1855, malgré la cherté des vivres, personne en France n'a souffert de privations pareilles à celles de 1816 à 1817, années d'invasion par les armées étrangères, d'absence de commerce et de misère profonde. »

« Je ne dois pas me contenter d'avoir signalé à l'attention de mes lecteurs le plus important des problèmes à résoudre, dans l'intérêt des populations ; il ne doit pas me suffire d'avoir prouvé rigoureusement que la consolante hypothèse produite par le chef du bureau de la statistique ne soutenait pas un examen rigoureux ; il importe maintenant de démontrer à ceux qui voudront se livrer à des recherches sur ce sujet, que la révolution sanitaire, que je leur ai signalée par le tableau comparatif de ses périodes biennales extrêmes, n'est pas un temps d'arrêt dans la prospérité, comme le disait ces jours derniers M. Clément, membre de l'Institut; mais que cette *fatale* révolution suit, depuis l'an 1816, une marche progressive, et que la période 1854-1855 semble seulement nous annoncer que, loin de vouloir s'arrêter pour faire place à des jours meilleurs,

« VIRES ACQUIRIT EUNDO. »

POST-FACE

OU CONDUIT SOUVENT L'ESPRIT... DE CORPS

> En vain contre le Cid un ministre se ligue !
>
> BOILEAU.

En 1848, le ministre demanda quel serait le chiffre des électeurs de la France, en vertu du suffrage universel. M. Mathieu répondit que leur nombre dépasserait 11,545,000 : — M. Carnot, qu'il n'atteindrait pas 9,945,000. — Différence, 1,600,000 !...

Le ministre, surpris d'une telle divergence, attendit l'épreuve et, le 13 mai 1849, elle donna 9,936,004 électeurs inscrits ! La vérité était donc du côté de M. Carnot : M. Mathieu ne voulut cependant pas encore se rendre !...

Mais après le 2 décembre 1852, époque où l'importance du vote à émettre décida le gouvernement à dispenser exceptionnellement les électeurs de justifier de leur résidence, voyant que 9,843,076 seulement figuraient sur les listes, il n'hésita plus et écrivit, dans l'*Annuaire du bureau des longitudes* de 1853 :

« *Il faut* que la population *majeure* soit d'environ 20 millions, puisque le nombre des inscriptions électorales s'élève à près de 10 millions. » (P. 223.)

Depuis cette époque, l'*Annuaire* n'a pas varié et cette population n'a évidemment pas augmenté, puisque le nombre des électeurs inscrits en 1857 ne s'est élevé qu'à 9,495,955 (*Moniteur*).

Cependant il s'est rencontré un écrivain pour démentir l'*Annuaire* et l'évidence en évaluant à 22 millions la population majeure ; mais, chose bien plus incroyable, il s'est trouvé un médecin célèbre pour proposer à l'Institut de France d'accorder une gratification de 1,500 francs et une mention honorable à l'auteur de cette découverte inespérée de 2 millions de majeurs fantastiques !...

Ainsi, l'esprit... *de corps* a conduit les oracles de la Faculté à prendre sous leur propre responsabilité le plus absurde des contre-sens, dix années après la révolution de 1848, alors que l'importante vérité ne pouvait plus être mise en doute que par des folliculaires ignorants. — NE SUTOR ULTRA CREPIDAM !

La Nature n'est pas du nombre de ces femmes sans pudeur qui se dévoilent à une première demande. Très-souvent elle s'explique avec la clarté des oracles.

Pour parvenir à la connaître, à lui arracher des aveux positifs,

> Il faut du temps, des soins, et ce pénible ouvrage
> Jamais d'un écolier ne fut l'apprentissage.

Les mésaventures des statisticiens modernes, soit officiels (1) soit officieux, depuis M. Legoyt jusqu'à M. Bertillon, fournissent une preuve palpable de cette vérité méconnue, comme nous l'avons montré dans le cours de cet ouvrage.

Lorsque M. Carnot, après plusieurs années de recherches analytiques, se décida à publier son premier mémoire, il l'adressa à l'Académie des sciences mathématiques, parce que cette assemblée seule lui parut posséder la haute impartialité et les connais-

(1) Exemple : Le nombre moyen des garçons, nés de 1814 à 1833, est 499,000 et celui des conscrits, figurant aux classes de 1834 à 1853, est 305,000. — Donc il meurt, année commune, 194,000 mâles, avant l'âge du recrutement. — Cela est incontestable !...

Or, comme le dit avec raison le chef du bureau de la *Statistique*, l'année 1853 est normale et régulière ; elle a fourni, en outre, 397,000 décès masculins de tout âge, ce qui concorde avec la moyenne des 35 ans qui la précèdent. — Donc le chiffre des mâles morts avant 20 ans et demi, dans le cours de cette année, doit être 194,000 à peu près. — Cela est rationnel !...

Hé bien ! la *Statistique* in-4°, officiellement publiée en 1856, dit aux pages 42 et 43, que le nombre des mâles morts avant 20 ans et demi, dans cette année 1853, normale et régulière, a été 160,149 ! — Ce chiffre est évidemment impossible et trop faible de 34,000 à peu près !...

Ab uno, disce.

sances nécessaires pour le juger. « Le tribunal était bien choisi, » comme l'a dit M. Bousquet lui-même dans son rapport sur les vaccinations de 1848. Dix ans se sont écoulés depuis lors et, malgré l'extrême importance de la question soulevée, l'Académie n'a voulu se prononcer ni pour ni contre la vaccine (1) !..

Qu'on interprète ce silence, comme on voudra, il est évident qu'on ne peut l'attribuer au dédain de l'Académie des sciences pour le travail, soumis à son jugement, puisque ce travail a suffi pour émouvoir tous les corps savants de l'Europe et, en particulier, les Académies de médecine.

La nôtre, en effet, au lieu d'attendre avec calme la décision souveraine de l'Institut, comme c'était son devoir, aux termes de son règlement, — la nôtre ne s'est-elle pas avisée d'évoquer à son tribunal, par l'organe de M. Bousquet, cette question qui ne lui était pas soumise ?... Ne s'est-elle pas efforcée de combattre, par des phrases sans portée ou par de maladroites dénégations, des faits et des chiffres dont tout le monde était à même de vérifier la scrupuleuse exactitude, dont elle comprenait à peine l'enchaînement logique, mais dont l'inexorable conclusion suffisait pour l'épouvanter ?... Ne l'avons-nous pas vue, en 1853, faire preuve de la plus in-

(1) La commission, nommée le 23 avril 1849, se composait de MM. Arago et Mathieu.

croyable ignorance des lois fondamentales de l'équilibre et du mouvement, lorsque, par l'organe de M. Roche, elle s'est avisée de traduire l'axiome éternel de mécanique, invoqué par M. Carnot : — Il n'y a pas d'action sans réaction, — par le rude assemblage de ces cinq mots latins : *Post hoc, ergò propter hoc?* A défaut de connaissances mathématiques, nous aurions cru du moins M. Roche un peu plus fort en thème ; mais comme dit le poëte,

> L'esprit qu'on veut avoir gâte celui qu'on a,

et l'esprit de système a gâté notre Académie !

Nos lecteurs auront pu remarquer que, dans le cours de cet ouvrage, il n'a été fait aucune mention des diverses objections, adressées aux travaux de M. Carnot, de 1848 à 1855, parce que complète justice en a été faite par notre savant ami le docteur Bayard, dans le quatrième chapitre de son livre déjà cité, ainsi que dans la *Revue médicale* et dans la *Gazette des hôpitaux.* L'opinion publique a si bien ratifié les jugements qu'il a portés, que l'Académie de médecine, après avoir enterré ses morts, ne trouvant plus aucun de ses membres disposé à se faire occire, s'est vue réduite à recruter des défenseurs dans les derniers rangs de l'armée médicale ! Là se rencontrent parfois, en effet, de hardis volontaires, capables de tout entreprendre et de tout oser, mais aussi bien compromettants pour les causes qu'ils servent ou pour les chefs qu'ils agréent. L'Académie en a fait la triste expérience ; son choix a été si malheureux, sa confiance tellement abusée, qu'elle s'est mise dans le cas de s'entendre dire publiquement et avec justice en 1856 : « Il est permis de se tromper, mais non de tromper les autres. *Noblesse oblige*, et l'Académie impériale de médecine devrait se le rappeler ! (1) »

Cette leçon sévère a-t-elle déterminé la retraite du rapporteur perpétuel de la commission de vaccine ? Nous ne savons ; toujours est-il que M. Bousquet semble avoir dit son dernier mot, en s'oubliant au point de signaler à l'Académie et au ministre, comme un travail *consciencieux*, l'œuvre incroyable de M. Bertillon.

(1) *Journal des connaissances médicales*, vingt-troisième année, p. 276 et 401.

ÉPILOGUE

Notre siècle est fécond en *chauds* admirateurs.

BOILEAU.

L'approbation donnée publiquement à M. Bertillon par MM. Andral et Bousquet nous impose un pénible devoir ; c'est de choisir, au milieu de son recueil d'assertions fausses ou absurdes, cinq excentricités notoires, afin d'éclairer le public sans le fatiguer.

1° La table III de l'*Annuaire* est signée de M. Mathieu. Dans cette table, il donne les populations partielles de la France, sur *un million* d'habitants. Or, M. Bertillon se permet, page 77, d'attribuer à M. Mathieu et de donner, comme extraite de l'*Annuaire*, une table de population qui ne s'y est *jamais* trouvée ! — Et d'une.

2° M. Mathieu donne dans l'*Annuaire* de 1834, page 103, la population moyenne de 1817 à 1831, « en ayant égard, dit-il, à l'accroissement de la population et en partant de celles observées en 1820 et en 1831. » — Or, cette population moyenne, ne cadrant pas avec les désirs de M. Bertillon, il l'augmente, page 96, de près de 1,200,000 habitants ! — Et de deux.

3° A la même page, pour le même motif, avec la même outrecuidance, il augmente de *plus d'un million* d'habitants la population moyenne de 1840 à 1849 ! — Et de trois.

4° A la page 69, il dit qu'on compte en France 1,876 morts de 0 à 1 an, sur 10,000 *décès*. — A la page 70, il suppose que c'est sur 10,000 *naissances* ; ce qui implique l'égalité des décès et des naissances, bien évidemment ! — « Mais votre supposition est absurde, appliquée à la France, » lui crie-t-on de toutes parts? — C'est la méthode de Halley, répond-il?... Il persiste à ne pas voir que lorsque Halley à Breslau, Buffon à Paris, ont admis cette égalité, c'est qu'elle existait, *de fait*, dans ces deux villes !... Ils étaient, l'un et l'autre, trop bons géomètres pour ne pas savoir qu'une hypothèse fausse engendre, nécessairement, une conclusion absurde ! — Et de quatre.

5° Depuis l'établissement du suffrage universel, la population totale a augmenté et le nombre des électeurs inscrits a diminué ! Ce fait a été constaté, en 1857, par le Corps législatif et tout le monde en a conclu que l'augmentation s'était faite en *mineurs*.

Mais M. Bertillon n'est pas tout le monde ! « Cela n'est pas possible, dit-il, page 82, puisque le nombre des naissances et des conscrits n'a pas changé. »

— Ainsi, quand les chiffres *extrêmes* de deux séries sont identiques, ce docteur en conclut qu'il en est de même des *intermédiaires*... Cette arithmétique-là est nouvelle!...

Et ce qu'il y a de curieux, c'est qu'il dément, à la page 6, son axiome de la page 82, puisque, tout en adoptant, pour les naissances et les conscrits, les mêmes chiffres que M. Mathieu, il compte, à la fin de la première année, 7,000 survivants de plus que lui!... — Et de cinq.

« Mes *conclusions*, dit M. Bertillon, sont acquises à... la science. » — Quelle science?... Nous savons bien que cette *acquisition* a été faite par MM. Andral et Bousquet; mais les métaphores de Cotillon III n'ont plus cours et ces deux Messieurs ne se nomment pas plus LA SCIENCE, que Louis XV ne se nommait LA FRANCE! Aucun d'eux n'a singé Louis XIV, en disant : « La Science, c'est moi! » Ils ont, l'un et l'autre, trop d'esprit pour avoir si peu de jugement.

Chiffres notoirement faux, suppositions notoirement déplacées, déclamations verbeuses, destinées à suppléer à l'insuffisance du fond par la suffisance de la forme, voilà, en résumé, ce que MM. Andral et Bousquet ont payé 2,000 francs, aux frais des contribuables!...

Poussé par de mauvais conseillers, M. Bertillon commença, en 1855, sa campagne contre LA VÉRITÉ.

A cet effet, l'*Union médicale* lui ouvrit ses colonnes !... Soit conscience, soit autre chose, il se décida, plus tard, à revenir sur ses assertions premières et à reconnaître, en 1857, que la mortalité des adultes avait réellement augmenté !...

Cet aveu tardif n'était pas de nature à lui mériter les bonnes grâces de MM. Andral, Rayer, Velpeau et autres immortels, qui tiennent beaucoup plus à leur infaillibilité qu'à la réputation même de Jenner, et feraient assez bon marché de la vaccine, si leur vanité de corps savant n'y était intéressée !...

C'est alors que M. Bertillon imagina, pour sauver les apparences, le petit *miracle* annoncé par M. Andral, le 8 février 1858, en séance solennelle !...

Cette découverte lui fut payée 1,500 francs !... Malheureusement pour la section médicale de l'Institut de France, elle avait compté un peu trop sur la crédulité publique.

On le lui fit bien voir ! — En DEUX MOTS, le docteur Caffe démontra, dans son journal du 20 mars, que « la vérité mathématique était en désaccord complet avec l'assertion de M. Andral. »

Chacun reconnut immédiatement le fait. Le sens commun n'est pas rare et ce qui le choque ouvertement est toujours très-mal venu !... C'est alors que l'inventeur consterné balbutia cette mauvaise excuse : « Il n'est pas loisible en statistique, dit-il, de choisir les périodes... Il fallait prendre celles de l'auteur qu'on critiquait! » (*Sic*, p. 248 du journal.) Cette prétention n'était pas seulement irrationnelle, elle était souverainement déplacée ; car M. Andral et son assertion avaient seuls été mis en cause et il n'avait pas été dit le moindre mot du médecin de Montmorency, aux paroles duquel on n'attachait aucune importance. En conséquence, l'excuse fut dédaignée !

Comme il serait possible cependant que quelque vaccinophile, de la force de M. Eugène Bertin, attribuât ce dédain à l'embarras de répondre, comme nous ne méprisons aucune objection, quelque puérile qu'elle soit, nous terminerons notre travail en accordant à M. Bertillon la satisfaction qu'il demandait du bout des lèvres, selon sa coutume. Nous allons donc comparer la période 1817-1831 à la période 1840-1849.

Décès moyens ordinaires, subdivisés par sexe, à vingt années d'intervalle. (1)

Décès par sexe.	Vers 1824.	Vers 1844.	Augmentation.
Masculins.....	385,711	417,588	31,877
Féminins.....	381,782	413,787	32,005
Totaux....	767,493	831,375	63,882

(1) L'*Annuaire* de 1834 donne, page 103, la subdivision par sexe, de 1817 à 1831 ; mais Demonferrand signale 17,080 morts-nés, comme y figurant mal à propos et réduit, en conséquence, les 784,573 décès de l'*Annuaire* à 767,493. Cette rectification est juste

En présence de ces chiffres si clairs, si explicites, de quel nom poli peut-on qualifier l'assertion, soufflée par M. Bertillon à l'oreille de M. Andral, et répétée complaisamment par celui-ci?

La comparaison des naissances aux conscrits correspondants prouve, comme on le verra tout à l'heure, que l'augmentation des 63,882 décès a porté, pour 13,882 environ, entre la naissance et l'âge de 20 ans ou pour mieux dire, sur les adolescents de 10 à 20 ; car il est avéré, nul ne le conteste, que de 0 à 10, la mortalité ne s'est pas accrue. Le simple rapprochement des dates suffit maintenant pour indiquer que les 50,000 autres décès ont porté sur les 20 années suivantes, c'est-à-dire de 20 à 40 ans, puisque 20 ans séparent, en moyenne, les deux périodes comparées (1).

Depuis 1839, on a reconnu que sur 5 morts-nés, il se trouve 3 garçons, ce que Demonferrand ne savait pas! — Il suit de là que pour dégager, des morts-nés, les chiffres de l'*Annuaire*, il est nécessaire et il suffit de retrancher 10,248 décès masculins et 6,832 féminins. C'est ce qui a été fait ici.

(1) Il faut assurément toute l'imaginative de M. Bertillon pour gratifier de ces 50,000 décès les vieillards non vaccinés, au-dessus de 60 ans! Le sens commun ne dépose-t-il pas *encore* contre cette nouvelle invention? — Ne savons-nous donc pas que les rangs de nos vieillards ont été tellement éclaircis par les gloires impériales que, parmi eux, on ne compte aujourd'hui que 5 décès masculins pour 6 féminins?... (*Statistique de la France*, 1856, t. III, p. 42 et 43.)

Voici donc, cette fois, la subdivision par âges :

Ages des morts.	Vers 1824. (1)	Vers 1844. (2)	Augmentation.
Avant 20 ans. .	342,852	356,734	13,882
De 20 à 40 ans.	95,279	145,279	50,000
Après 40 ans. .	329,362	329,362	Néant.
Totaux. . .	767,493	831,375	63,882

En résumé, le rapport entre les décès avant 40 ans et les décès généraux, qui était de 62 pour 100 en l'an x, à l'aurore de la vaccine, était descendu à 57 pour 100, vers 1824; — 20 ans plus tard, il était remonté déjà à plus de 60 pour 100!...

N'est-ce donc pas avec raison que M. Carnot termine son *post-scriptum*, page 17, en disant, à propos des énormités accumulées par l'avocat du vaccin :

RISUM TENEATIS !

Notre travail est terminé.

Nous avons exposé des faits dans tout le cours de cet ouvrage; nous nous bornerons maintenant à prier nos lecteurs d'en vérifier, par eux-mêmes, la scrupuleuse exactitude. A l'exemple de M. Carnot, « nous avons fermé la porte à l'hypothèse, de peur que le mensonge n'y passât avec elle. » M. Bertillon

(1) Subdivision donnée par Demonferrand. (*Patria*, t. II.)

(2) De 1820 à 1849, les naissances s'élèvent, en moyenne, à 970,600. — De 1840 à 1849, les conscrits à 304,341 ; ce qui suppose à peu près 613,866 individus de 20 ans et, par suite, 356,734 décès avant cet âge. — Ce fait n'est pas contestable !

n'avait pas pris cette sage précaution. On sait maintenant ce qu'il en est advenu!... (1)

(1) Le baron Dupin était, jusqu'ici, le seul mathématicien dont les vaccinomanes consentissent à reconnaître l'autorité, en fait de statistique. — Aujourd'hui, M. Bertillon le met au rebut, comme les autres! Pourquoi ?

Parce qu'il est arrivé à ce savant géomètre de dire, le 19 mars 1849, à l'Académie des sciences :

P, étant la population *actuelle* de 20 à 21 ans;
N, les naissances qui l'ont produite;
d, le nombre des morts de 0 à 20 ans 1/2;

on a $1^o\ P = 0,68\,N$ et $2^o\ d = 0,37\,N$

d'où l'on tire $$d = \frac{37\,P}{63}\quad (a)$$

Maintenant, si l'on représente par D les décès moyens *actuels* de tout âge, en divisant par ce terme les deux membres de l'équation (a), on aura

$$\frac{d}{D} = \frac{37\,P}{63\,D}$$

Cette dernière formule, d'un calcul facile, est admirablement justifiée par les documents *authentiques* des quarante ans écoulés du 1er janvier 1814 au 1er janvier 1854, comme on peut le voir, page 10 de cet ouvrage, au 5º.

Mais comme elle donne un éclatant démenti à *la mortuaire* mise au jour par M. Bertillon, celui-ci la déclare *invraisemblable, inconséquente* et *absurde* (sic), dans la *Gazette hebdomadaire* du 15 octobre 1858!

Ecce homo!... Celui qui a la jaunisse voit, dit-on, tout en jaune, mais il n'y a pas lieu de s'en formaliser ; car les infirmités physiques et morales ont, avant tout, droit à la compassion, quels que puissent être leurs écarts!

22 octobre 1858.

De même que nous méprisons *l'hypothèse*, nous dédaignons la rhétorique empesée dont notre confrère de Montmorency affuble cette femme perdue; LA VÉRITÉ ne porte pas de crinoline !...

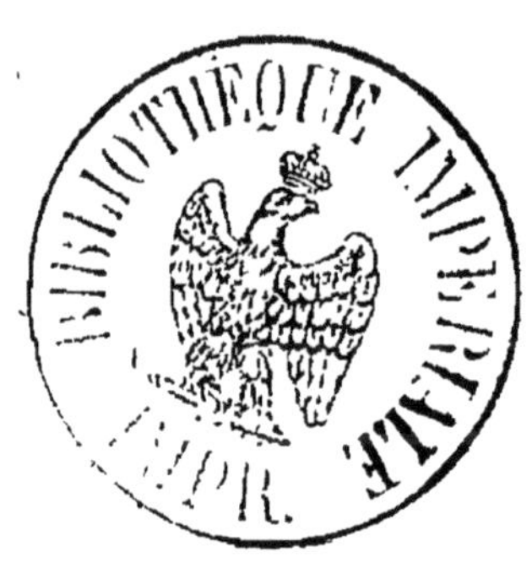

FIN

TABLE DES MATIÈRES

PRÉFACE

INTRODUCTION

UNE CRÉATION DE LOUIS XVIII

PARTIE MATHÉMATIQUE

CHAPITRE PREMIER — VACCINOMÉTRIE

PARTIE MÉDICALE

CHAPITRE II

CONSIDÉRATIONS GÉNÉRALES

CHAPITRE III

POST-FACE

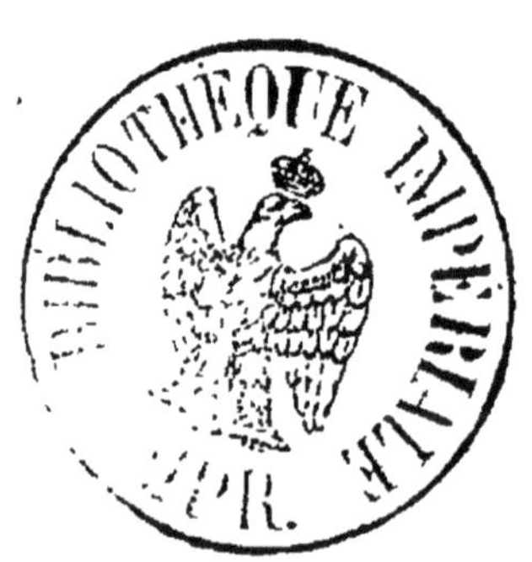

Paris. — Imprimerie de PILLET fils aîné, rue des Grands-Augustins.

www.ingramcontent.com/pod-product-compliance
Ingram Content Group UK Ltd.
Pitfield, Milton Keynes, MK11 3LW, UK
UKHW021052200726
13857UKWH00003B/900